和宝宝一起睡个好觉

[日] 清水悦子 著

李中芳 译

江西科学技术出版社

南昌

图书在版编目（CIP）数据

和宝宝一起睡个好觉 / (日) 清水悦子 著；李中芳
译. -- 南昌：江西科学技术出版社，2022.5（2023.11重印）
　ISBN 978-7-5390-7774-1

Ⅰ.①和… Ⅱ.①清… ②李… Ⅲ.①婴幼儿—睡眠
—基本知识 Ⅳ.①R174

中国版本图书馆CIP数据核字(2021)第116013号

国际互联网（Internet）地址：http://www.jxkjcbs.com
选题序号：KX2021048　　　　图书代码：B21116-102
版权登记号：14-2021-0079
责任编辑 魏栋伟
项目创意/设计制作 快读慢活
特约编辑 周晓晗
纠错热线 010-84766347

AKACHAN NIMO MAMA NIMO YASASHI ANMIN GUIDE
© Etsuko Shimizu 2011
All rights reserved.
Originally published in Japan by KANKI PUBLISHING INC.,
Chinese (in Simplified characters only) translation rights arranged with
KANKI PUBLISHING INC., through Japan Creative Agency

和宝宝一起睡个好觉

(日) 清水悦子 著
李中芳 译

出版发行	江西科学技术出版社	
社　　址	南昌市蓼洲街2号附1号　邮编 330009	
	电话:(0791) 86623491　86639342(传真)	
印　　刷	天津联城印刷有限公司	
经　　销	各地新华书店	
开　　本	880mm×1230mm　1/32	
印　　张	6	
字　　数	90千字	
印　　数	5001-8000册	
版　　次	2022年5月第1版	
印　　次	2023年11月第2次印刷	
书　　号	ISBN 978-7-5390-7774-1	
定　　价	52.00元	

赣版权登字 -03-2021-454　　　　版权所有 侵权必究
（赣科版图书凡属印装错误，可向承印厂调换)

推荐序

　　本书不仅和各位妈妈分享了作者为人母的喜悦，也分享了作者在育儿过程中的各种艰辛，以及作者对孩子和妈妈们的关爱。

　　作者清水悦子女士持有国家保育师资格证[1]，是处理儿童夜啼问题的专家。可以说这是一本写给新手妈妈的育儿指导手册。

　　作者在本书中反复强调了以下几点：重视孩子自身的成长节奏；妈妈不要过于在意所谓的标准和模板，而是要根据自家情况，找到最适合自己和孩子的育儿方法；养成经常说"谢谢"的习惯，就会形成彼此感恩的家庭

1　日本国家职业资格证书。日本的幼儿教育实行的是幼儿园、保育园（类似于我国的托儿所）"双轨制"。其中保育师必须是从日本厚生劳动省指定的保育师养成学校及其他机构毕业者或取得国家保育师资格证者。

氛围。

在第5章和第6章中，作者还特别分享了她作为妈妈在育儿过程中的一些感悟与心得，都是肺腑之言，相信各位妈妈在阅读本书时一定会产生共鸣。

期待这本书能够让各位妈妈的育儿之路更轻松！

清水女士，感谢您给我们带来这么好的一本书！

神山润

医学博士

日本睡眠学会理事

日本儿童早起倡议会发起人

日本东京湾浦安市川医疗中心负责人

✿ 我也曾饱受女儿每日夜啼的折磨

相信不少妈妈都是因为饱受孩子夜啼的折磨，总是睡不好觉才拿起本书的。这些妈妈肯定也会有这样的疑惑："孩子什么时候才能停止夜啼？"

我曾饱受女儿每日夜啼的折磨，最终成为一名"夜啼问题专家"。

我女儿从六个月大的时候开始夜啼。最初几天我只是觉得她晚上醒来的次数有所增多，但一个星期后，她就变成晚上每隔一小时啼哭一次，甚至后来严重到出现每周两三次在凌晨持续啼哭两小时的情况。我使出浑身解数，都无法让她停止哭泣。

之前，我听说夜啼只是暂时性的，随着孩子长大会自然而然地消失，因此就想看看情况再说。没想到女儿的夜啼根本毫无停止的迹象。等我意识到问题的严重性时，她的夜啼已经持续半年之久了。那时的我已经被孩子的夜啼折磨得精疲力竭。再这样下去，全家人恐怕都要崩溃了……

于是我痛下决心，上网查找了大量的资料，也阅读了不少相关书籍。但搜集到的不过是带孩子去兜风、逗孩子开心这样的方法。

其中不少书都是从欧美国家引进翻译过来的，书中写的"不要陪孩子睡，要让孩子一个人睡"等建议，根本不适合我们亚洲国家的育儿方式和习惯。

当时无论怎么做，女儿的夜啼都毫无改善的征兆，我也满腹疑惑。

后来，我结合自己以前在医疗工作方面（理疗师）的经验，阅读了大量的医学论文。**通过反复的摸索与尝试，最后我终于找到了符合亚洲人生活方式的改善孩子夜啼的方法。**

我将这些方法在自己的孩子身上一一实践，想不到效果极佳！困扰了我半年之久的夜啼，在短短五天的时间内

竟然奇迹般地得到了改善！不得不说真是太神奇了！

我在向饱受孩子夜啼折磨的妈妈们提供咨询时，她们经常会问我："夜啼问题能解决吗？"对此，我想说：采取书中介绍的方法，夜啼确实能够得到改善，妈妈一定会更轻松。

不过，并非所有的夜啼都能改善。从反馈来看，我发现夜啼真正得到改善的孩子有七成左右。

大家觉得这个比例低吗？

我在开始从事改善孩子夜啼的咨询工作之初，也确实会因为对自家孩子有用的做法用在别人家孩子身上却没有见效而烦恼不已，有一段时间我感到深受打击，甚至考虑是否要放弃给各位妈妈提供咨询服务。但是，当我看到无论孩子的夜啼是否得到了改善，几乎所有妈妈都对我表达了真诚的谢意时，我又深受鼓舞！大家写下了之前我没有预料到的反馈：感觉育儿变得更轻松了！

很多妈妈因此重拾笑颜，在育儿过程中也变得更加积极乐观了。

看到这些反馈，我开心极了，在电脑前不禁热泪盈眶。我深深地体会到原来我的方法真正帮助到了在育儿中感到困惑与无助的妈妈们。

✿ 面对孩子夜啼，妈妈要做的不是一味地忍耐，而是努力改变！

自古以来，人们就说孩子夜啼的原因不明。祖祖辈辈留给下一代的经验就是夜啼会随着孩子的成长自然而然地消失。因此，妈妈们不得不一直忍耐下去。

每次给孩子体检时，医生和保健师也会告诉妈妈们："夜啼只是暂时的，你再忍耐一段时间吧！"周围有育儿经验的妈妈也会告诉新手妈妈："我孩子那时也哭得厉害，过一段时间他自己就好啦！"因此，不少妈妈都对"夜啼需要忍耐"这点深信不疑。

那么，果真如此吗？实际上，忍耐解决不了任何问题，只是暂时地将苦恼搁置一边而已。日复一日，妈妈的烦恼越积越多，也会越发痛苦，渐渐失去笑容。孩子的情绪会受到妈妈的影响，当他（她）感受到妈妈的不安和痛苦，会更加难以入睡，还会经常冲妈妈发脾气。

由此可见，忍耐就是这个恶性循环的根源所在。妈妈们不要再继续忍耐了！

那妈妈到底该怎么办呢？

改善夜啼，妈妈需要做的不是忍耐，而是积极的行动。妈妈应该进行各种尝试去努力改变！因为只有积极行动，才可能看到具体的结果，自然就会明白下一步该怎么做。

有些妈妈会有这样的困惑："我家孩子的夜啼问题真的很严重，我觉得根本没法解决。像这种情况，也能得到改善吗？""我家孩子非常依赖母乳，每次总要吃着母乳才肯入睡。我觉得用其他方法是无法让他入睡的。"

针对这些问题，我总会告诉她们："不尝试一下，怎么会知道结果怎样呢？"

孩子的适应能力是很强的。有不少妈妈通过积极尝试，最终让孩子摆脱了对母乳的依赖，这确实让人觉得不可思议。

而且，有些孩子的夜啼很容易得到改善，尽管如此，如果妈妈不去尝试，效果究竟如何是无法知晓的。

🌟 孩子最想看到的是妈妈的笑容

有时候，因为孩子夜啼，妈妈会变得极度焦虑烦躁，觉得孩子一点儿都不可爱，甚至还会后悔生下孩子。我在被孩子的夜啼折磨得苦不堪言时，也曾产生过类似的想法。那时真的是度日如年。

但在帮助各位不堪夜啼之苦的妈妈的过程中，我对一件事深信不疑，那就是孩子最爱自己的妈妈，他（她）绝对不是想让妈妈痛苦才在晚上啼哭不止的。

孩子拼命地哭泣，其实是想告诉妈妈自己的感受。

孩子最希望得到与妈妈心灵相通的温暖感觉，最想要看到的就是妈妈的笑容。

那么，妈妈要怎样做才能保持心情愉悦呢？我希望每位妈妈都能认真思考一下这个问题，并付诸行动。

无论遇到什么困难，当我们愿意去尝试克服时，希望之门就已经为我们敞开了。

对于我们成年人而言，改变作息规律和习惯也需要狠下决心。成年人都很难做到在日常生活中严格执行规律的作息，更何况是孩子。

但是，只要妈妈愿意去尝试与改变，哪怕只是改变一点点，很多时候就能守得云开见月明。此外，妈妈要记住，与其独自烦恼，不如尝试求助一下他人，说不定就会豁然开朗了。

我希望各位妈妈不要仅仅停留于阅读本书，而是将其中的技巧，哪怕是一点两点，真正地运用到育儿生活之中。

此外，本书站在妈妈的角度，不仅对睡眠医学和心理学进行了浅显易懂的介绍，还涉及了一些理论知识。

我由衷地希望各位妈妈在读完本书后，能够了解孩子的睡眠特征。相信你们的漫漫的育儿之路定会变得平坦起来！

清水悦子

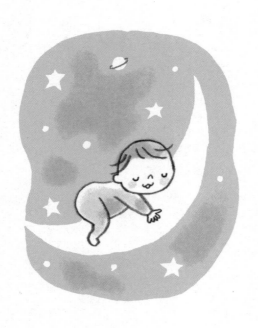

妈妈们的实践反馈及个人心得

🌸 尝试这个方法三天后，孩子的夜啼就得到了改善。

效果太惊人了！刚开始，我还一直担心本书的方法不管用，但尝试后，我发现孩子的夜啼很快就得到了改善。在遇到这本书前，我每天都在为孩子的夜啼而烦恼。我读了各种改善夜啼的书籍和文章，花了不少钱在购买这类书籍上。说实话，如果当时那种焦虑的情绪再持续一段时间，我真的要崩溃了。当时我还在考虑要二胎，看着大宝夜夜啼哭不止，真是心力交瘁，差点儿要放弃二胎计划了。后来，多亏这本书，才让我们家的二胎计划重新提上日程。能遇到这本书真的是太幸运了！

——日本神奈川县 S 女士 孩子 2 个月

🌸 读完这本书后，我感觉轻松多了，也更疼爱儿子了。儿子每次夜啼时，我也不再焦躁不安，能够做到从容应对了。

以前每次孩子晚上一哭闹，我就会方寸大乱，焦虑不安。如果这种情况一直持续下去，我担心自己和孩子都会崩溃。好在那时我在网上看到这本《和宝宝一起睡个好觉》，于是满怀期待地买下了它。让我惊喜不已的是，尝试了里面介绍的方法，当天晚上孩子就顺利地熟睡了。虽然现在哄孩子入睡也要花一个小时左右，但我只要躺在孩子身旁陪着他说几句话，或是拍拍他，孩子基本就能入睡了。

偶尔他哭闹的时候，也只要稍微抱一抱就又睡着了，这样我也轻松了很多。哄孩子睡着后，我还可以准备明天早饭的食材，也能腾出时间和丈夫享受二人世界了。能够读到这本书，真是太好了！

——日本福冈县 T·H 女士 孩子 3 个月

🌸 按照书里的方法，我只做了三件事，想不到育儿就变得如此轻松，这太不可思议了！这本《和宝宝一起睡个好觉》真是相见恨晚啊！

大概在尝试书里的方法后第五天，我惊讶地发现孩子晚上只哭了一次。现在已经过去了两周，虽然孩子有时半夜还会哭闹一会儿，但从晚上 8 点到凌晨 3 点的这段时间内，孩子睡得非常好。而且哄睡变得容易了很多，这让我特别开心！现在不管是中午还是晚上，哄睡用 10~15 分钟就轻松搞定了。真是太不可思议了！多亏了这本书，让我有了更多属于自己的时间。

非常感谢作者，感谢她写出这么好的一本书！同时，还要感谢帮我找到这本书的丈夫！

—— 日本福冈县 O 女士 孩子 8 个月

🌸 当我下定决心尝试之后，第二天孩子的夜啼就得到了改善。

在尝试这本书的方法之前，孩子总是会莫名其妙地哭闹，不肯入睡。我每天都焦虑不安。现在，孩子每晚都能熟睡 5 小时左右。我终于从睡眠不足和焦躁不安中成功解放出来了，育儿也变得轻松了许多。而且尝试过本书的方法后，我才知道孩子以前夜啼的原因是睡得太晚。

—— 日本埼玉县 Melon 女士 孩子 3 个月

✿ 要是早点儿遇到这本书就好了。希望更多饱受孩子夜啼折磨的妈妈们都能读读这本书。

以前为了能让孩子与爸爸多一些交流，我总是会等爸爸晚上回家后 9 点左右才给孩子洗澡。孩子上床睡觉基本都到 11 点了。因为睡眠不足，我经常觉得很疲惫，一般都是一边躺着给孩子喂奶，一边哄孩子睡觉。结果孩子夜间醒来的次数越来越多，到最后甚至每隔一小时就会醒一次。我听其他妈妈说有些孩子夜啼要一直持续到两岁左右。一想到这样的生活要持续到孩子两岁，我真的无法忍受！于是，我想尽办法查阅各种资料，寻找各种方法，直到发现了这本书。

虽说书中的哄睡方式我还没有全部实践，但即使现在睡前不喂奶，孩子也能迅速入睡，并且还能一觉睡到天亮！以前那段不能好好睡觉的日子简直不可想象！

——日本广岛县 M·O 女士 孩子 8 个月

✿ 我之前读过不少关于改善孩子夜啼的书。如果让我推荐的话，我一定首推这本《和宝宝一起睡个好觉》。这本书非常全面地总结了改善夜啼的方法，而且能够轻松实践。

我家孩子在满月后就开始"昼夜颠倒"，几乎每天晚上 11 点到凌晨 4 点我都要一直抱着他。那时，我本身就有些产后抑郁，面对孩子的夜啼几近崩溃，每天过得都不开心，根本感受不到孩子的可爱。就在那时，我有幸遇到了这本书。读到清水悦子女士总结的哄睡经验，我不禁热泪盈眶，感觉终于有人能够理解我，我并不是一个人。现在我家孩子 7 个月大了，虽然有时候也会哭闹，但现在已经不需要花费大量的时间和精力哄睡。晚上只要把他放到床上，孩子自然而然就能入睡。只要我能每天保持好心情，孩子的心情也会变得非常好！这本书拯救了我，我真是感激不尽。

——日本爱知县 A 女士　孩子 7 个月

　　🌸 读完这本书后我终于明白，孩子夜啼主要是因为生活作息出了问题，而我一直在强迫孩子适应我的作息。

　　周一到周五我都需要工作，因此，在孩子出生 45 天后，我就把他送进了托儿所。孩子夜间会频繁醒来，有时甚至会连续哭上一个小时。为了改善孩子的夜啼问题，我买了这本《和宝宝一起睡个好觉》。虽说现在的生活节奏让我无法在晚上 8 点前就哄孩子睡觉，不过我仍然努力地做到早上早一点儿起床，晚上入睡前开开心心地和孩子共度亲子时光。而且，我还改掉了在孩子临睡前躺着喂奶的习惯。我想让孩子慢慢适应，学会自己入睡。尝试书中的方法后，尽管孩子晚上还是会醒好几次，但每次醒来只要吃几口母乳就又很快入睡了。这让我在惊喜之余，又感动万分。真的非常感谢这本书！今后我要继续努力，构建更亲密的亲子关系！

——日本长野县的一位妈妈 孩子 12 个月

✿ 读完这本书后，我才深刻认识到：原来夜啼是孩子发出的信号！

1 岁 9 个月的儿子某天突然开始了夜啼。每天我把他从托儿所接回来之后自己忙前忙后，等到陪孩子睡觉时已经是晚上 9 点多了。现在回想起来，那时对孩子还是不够用心。读完这本书后，我每天都会尽量让孩子早点儿睡觉，而且在洗完澡后我还会给孩子做一做简单的按摩。想不到从那以后他每晚都能一觉睡到天亮，第二天早上醒来也能神清气爽。

"上班太忙，没时间"之类的说辞都是借口。时间就像海绵里的水，只要愿意挤，总还是有的，关键还是看妈妈自己。而且，如果孩子不能健康快乐地成长，妈妈根本无法专心工作。很幸运能遇到这本书，真是太感谢作者了。

——日本爱知县小丽女士　孩子1岁9个月

🍂 我按照书里的方法，只是一边轻拍孩子的肚子，一边轻轻对他说话，想不到孩子马上就睡着了。真是不可思议！

最开始的时候，我哄孩子入睡要花20分钟。照着本书的方法坚持3个星期后，孩子5分钟就能入睡。

——日本山形县Ａ·Ｎ女士　孩子7个月

🍂 这本书详细介绍了哄睡的具体方法，对我帮助非常大。

尝试这本书的方法后，孩子每天都睡得特别好，而且生活作息也规律了，每天都开开心心的。这让我太高兴了。

——日本千叶县秋美女士　孩子8个月

目录

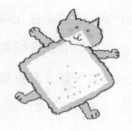

第 **1** 章

孩子为什么
会夜啼

第 **2** 章

简单三步
改善孩子睡眠

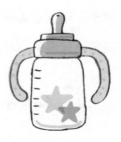

第 **3** 章

让孩子更舒适的
安睡时间表

第 **4** 章

改变
哄睡方式

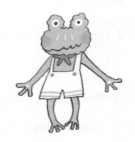

第 **5** 章

母乳和
孩子睡眠的关系

第 **6** 章

夜啼是
孩子发出的信号

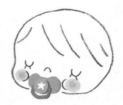

本书使用方法

考虑到妈妈们很忙碌，我在开头专门加了"本书使用方法"这部分内容。各位妈妈可以只阅读自己觉得有用的章节，也可以按照章节顺序从前往后阅读。请根据自己的需要参考以下章节的要点内容开始阅读吧。

第 1 章

本章主要从理论方面分析了孩子早睡早起的必要性，以及孩子半夜有时会突然醒来的原因。如果妈妈没有时间，可直接从第 2 章的实践方法开始阅读。

第 2 章

本章是本书的关键，主要介绍了改善孩子睡眠的 3 个简单步骤。包含对孩子睡眠发育非常重要的因素，以及能够帮助形成和加强妈妈与孩子之间纽带的重要习惯。

第 3 章

本章详细介绍了 0~5 岁孩子各阶段的安睡时间表，并介绍了针对孩子的个性、各个家庭不同情况的时间调整方法。

第 **4** 章

妈妈的哄睡方式不当，也会成为孩子夜啼的重要原因。但也有很多时候妈妈并不需要调整哄睡方式。本章具体介绍如何判断哄睡方式是否得当。建议各位准妈妈提前阅读，掌握一些哄睡方式，等孩子出生之后就可以轻松应对了。

第 **5** 章

本章介绍了很多妈妈担心与疑惑的母乳喂养与孩子睡眠的关系。该母乳喂养还是奶粉喂养？为此烦恼的妈妈们一定要阅读本章。

第 **6** 章

本章中我向各位妈妈分享了一些育儿心里话。请各位妈妈放松心情地阅读。另外，我还分享了我家孩子夜啼的经历，以及在为深受夜啼折磨的妈妈们提供咨询帮助的过程中收获的一些心得体会。

孩子夜啼就找悦子吧！

因为孩子夜啼导致睡眠不足、心力交瘁的妈妈们，可以先从第 2 章开始阅读，试行一下改善方法！等孩子夜啼得到缓解，妈妈心有余力的时候，再阅读其他章节。

现在就开始阅读吧！ →

第 1 章

孩子为什么会夜啼

孩子夜啼的原因是什么

　　说起孩子夜啼的原因，大家很容易想到酷暑严寒、孩子白天太过兴奋或开始长牙等日常生活中的小变化。

　　但是，在睡眠医学领域，随着对人类睡眠研究的进步，人们开始了解到夜啼与孩子的睡眠规律、心理发育等作为生物的基本因素息息相关。

　　尽管妈妈每天非常注意给孩子保暖或御寒，孩子仍然会夜啼。但如果从睡眠医学的角度来观察孩子的睡眠，就会发现不少改善夜啼的方法。

　　睡眠医学界普遍认为，孩子夜啼主要有两大原因，分别是"体内生物钟"和"哄睡方式"。接下来我将详细介绍这两个原因。

原因1 体内的生物钟

　　人体内存在生物钟。人的睡眠规律和体温变化等都是由这个体内生物钟来调节的。

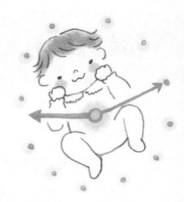

为什么说人体内的生物钟是引发孩子夜啼的一大原因呢？

成人基本上已经形成了早上起床、晚上睡觉的作息规律。这就是人体内的生物钟在发挥着重要作用。**生物钟其实是按照 24.5 小时的周期运作的。**

我们知道，地球自转一周是 24 小时。如果按照生物钟运作的周期，每天就会比地球自转周期滞后半小时。长此以往，时间差越来越大，人就会形成昼夜颠倒的生活状态。

为了防止出现这种情况，生物钟便会自动重启。早晨在太阳光的刺激下，生物钟就会自动重启，开始新的一天。这样我们每天就会按照地球自转的周期度过每一天。

那孩子的情况又是怎样的呢？

刚出生的婴儿无法区分昼夜，他们每隔几个小时就会醒来，然后很快再次入睡。这正是因为刚出生的婴儿体内的生物钟还未开始发挥作用。

婴儿体内的生物钟会在出生 1 个月后开始发挥作用，

但生物钟并不是一开始就与地球自转周期同步的。如果要让婴儿体内的生物钟和成年人一样自动重启，就需要进行练习。

快的婴儿能够在出生三四个月时适应地球自转的周期，并能区分昼夜。一般到出生 6 个月左右时就能形成稳定的睡眠规律。

那么，该如何训练婴儿来配合地球的自转周期呢？其实很简单，就是训练婴儿在"白天明亮、热闹，晚上昏暗、安静"的环境中生活。这样一来，婴儿体内的生物钟就能与地球自转的周期保持一致。

我认为，生物钟引起的孩子夜啼，主要包含以下两种类型：一种是体内生物钟正常运行的"原始夜啼"，另一种是体内生物钟运行混乱的"现代夜啼"。

古代，人们过着日出而作、日落而息的生活，体内生物钟会自然而然地形成规律。如果孩子出现"原始夜啼"，原因可能在于妈妈早上忙于家务，叫醒孩子的时间太晚，无法让生物钟得到重启。慢慢地，孩子的生活节奏就会越来越滞后于地球的自转周期。

长此以往，就会造成昼夜颠倒。孩子无法区分白天和夜晚，便会在夜间哭闹。

随着孩子慢慢长大、逐渐能够与家人一起共进早餐、适应了托儿所或幼儿园的规律生活后，他（她）体内的生物钟便会重启，夜啼自然也会随之消除。

而"现代夜啼"与"原始夜啼"不同，并不是由孩子体内的生物钟逐渐推迟而导致的，"现代夜啼"主要是孩子晚上睡眠较浅、午睡也没睡好造成的。

这种类型的夜啼很难得到改善，情况严重的甚至会一直持续到3岁，更严重的可能会发展为幼儿失眠症。

这种类型的夜啼主要是由孩子体内的生物钟紊乱所致。

人体内的生物钟对光线的强弱非常敏感。只有在白天光线明亮、夜间光线昏暗的环境下，生物钟才能正常发挥作用。

现代发达的照明技术，使得夜晚也能灯火通明。如果父母属于"夜猫子型"，那孩子受到父母生活习惯的影响，入睡的时间也会变得很晚。

在这种生活状态下，孩子体内的生物钟根本无法分辨什么时候是白天，什么时候是夜晚。生物钟不能正常工作，孩子自然无法形成稳定的睡眠规律，体内的激素分泌也会出现紊乱。

在这种情况下，孩子多半会心情不佳，经常发脾气，妈妈也会感到难以应对。但这并不是孩子的本性使然。

人体内的生物钟无法正常发挥作用，人就一直在倒时差。这种状态下，想必谁都很难拥有好心情吧。

在针对成年失眠症患者的治疗中，医生通常会使用"光疗法"，通过调节光的强弱，使患者体内的生物钟恢复正常功能，进而帮助患者建立正常的睡眠规律。

而对孩子来说，可以由父母在家中进行改善。其关键在于要让孩子早上天亮后起床活动，天黑之后尽量保持家中光线昏暗，让孩子早点儿睡觉，从而形成早睡早起的生活习惯。

请对照下表，看看孩子体内的生物钟是否被打乱了吧！

> □ 早上过了8点也不叫醒孩子，让孩子继续睡。
>
> □ 为配合父母的时间，晚上9点以后才让孩子上床睡觉。
>
> □ 从傍晚到孩子入睡前，一直让孩子待在明亮的房间里。
>
> □ 孩子入睡后也让孩子待在开着电视或灯的客厅里。
>
> □ 等爸爸下班回家后，到深夜才给孩子洗澡。
>
> □ 很少带孩子外出，经常让孩子一整天待在光线昏暗的房间内。
>
> □ 为缓解夜啼，半夜带孩子兜风或是让孩子看电视、开着灯一起玩。
>
> □ 一边玩手机一边哄孩子睡觉。

符合以上任何一项，就说明需要调整孩子的生活习惯了。

我在本书中介绍的改善孩子夜啼的所有方法，最根本的就是让孩子调整作息规律，从而让体内的生物钟正常运转，进而发挥作用。让孩子养成早睡早起的习惯，也是基于此原因。在第 2 章介绍的简单三步骤和第 3 章的安睡时间表等内容中，我会进行具体的讲解。

原因2 不当的哄睡方式

不当的哄睡方式也是造成孩子夜啼的原因。

国际上睡眠障碍的分类中包含"儿童期行为性失眠"，虽然在这个分类中并未出现"夜啼"这个词，但日本睡眠学会认为，孩子夜啼的其中一部分就属于"儿童期行为性失眠"。

日本睡眠学会所出版的《睡眠障碍国际分类（第 2 版）》中，对"儿童期行为性失眠"的内容进行了说明。下面我来简单介绍一下，相信会对各位妈妈有所帮助，还请耐心阅读。

儿童期行为性失眠，即儿童无法入睡，无法进行深度睡眠，或是两者皆有，并与已经确认的行为原因有关的失眠症，还可进一步分为"入睡条件型"和"训练不足型"两类。

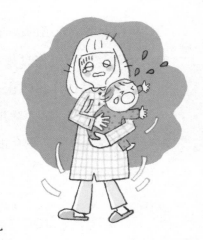

"入睡条件型"是指儿童入睡时必须满足一些不当的条件，例如摇晃、看电视、乘车或含着奶嘴等，夜间也会频繁醒来。如果不满足这些特定条件，孩子就无法在适当的时间入睡，而且夜晚在生理性觉醒后也很难再次入睡。婴幼儿入睡通常也需要满足各种条件，如果被认定为失眠症，一般仅限于以下几种情况：需要满足的条件过于麻烦；不满足条件入睡时间就会大大推迟或不固定；入睡时或夜间醒来再次入睡时需要养育者的介入。

"训练不足型"是指孩子入睡前拖拉或是拒绝上床睡觉，导致睡眠时间明显延迟，主要原因在于养育者没能管好孩子的行为。还有的是父母离开卧室，孩子出于分离焦虑而引起行为性失眠，也有的孩子是对黑暗非常恐惧。由于养育者对孩子的教育缺乏一贯性，形成间歇性的强化，最终造成孩子难以入睡。

据推测，10%~30%的儿童会出现"儿童期行为性失眠"。出生3个月至6个月的婴儿，还不能有规律地整夜睡着，除非失眠症状很严重，否则一般开始诊断为儿童期行为性失眠是从出生6个月开始。

——《睡眠障碍国际分类（第2版）》

想必很多妈妈都会感同身受吧，或许还会感到吃惊，原来哄睡方式对孩子的睡眠质量竟有如此大的影响。

如果按原因1中通过调节体内的生物钟后孩子夜啼仍未见好转，一般通过改变原因2中的哄睡方式之后，孩子的夜啼大都会得到改善。

孩子在出生7个月后会进入认人期或黏人期（看不到妈妈就会变得紧张不安，继而哭闹着找妈妈），而哄睡方式出现问题大部分也是从这个时期开始。孩子对哄睡的要求会越来越高，一直会持续到1岁左右。

改变哄睡方式并不是一件容易的事情，在这个过程中孩子哭闹是在所难免的，但是为了妈妈和孩子能有更好的睡眠质量，请各位妈妈一定要积极尝试。

　　只要掌握改变哄睡的方法，就能减少孩子的抵触，妈妈也能减轻心理负担。具体该如何改变，我会在第 4 章中进行详细讲解。

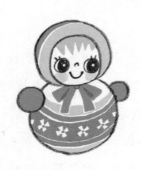

孩子半夜醒来很正常

　　可能有人会觉得婴儿的睡眠特别深，因此常常会用睡得香甜、酣睡来形容婴儿的睡眠。

　　实际上，婴儿的睡眠比成年人浅得多。

　　只要了解了婴儿的睡眠特点，就能很好地理解婴儿为什么会在 1 小时内频频醒来了。

　　相信很多人都听过"快速眼动睡眠"和"非快速眼动睡眠"这两种说法吧。

　　人的睡眠并不是自始至终保持相同的状态，而是快速眼动睡眠（浅睡眠）和非快速眼动睡眠（深睡眠）交替进行周期循环。以一个浅睡眠和一个深睡眠为一个周期，一个晚上循环多次。

　　成年人的一个睡眠周期为 90~100 分钟。新生儿的一个睡眠周期为 40~50 分钟，3 个月后是 50~60 分钟，2 岁时约为 75 分钟，到 5 岁后才开始接近成年人的睡眠周期（参见下页图表），约为 90 分钟。

● 婴儿的睡眠周期

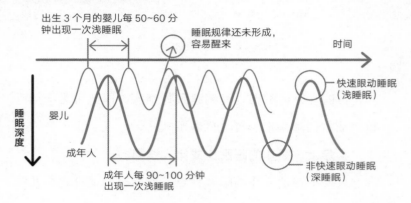

婴儿还未形成稳定的睡眠规律。很多时候在进入浅睡眠状态后，很难顺利转换成下一个深睡眠，婴儿就容易醒来。

通过上方图表我们可以发现，婴儿的睡眠比成年人浅，因此也可以说无论睡眠周期如何，婴儿总是处于容易被惊醒的睡眠状态。

因此，婴儿在半夜醒来是非常自然的事情。有些孩子即便到了三四岁，仍然会经常在半夜醒来。

了解一下"梦话梦哭"吧

　　除了婴儿睡眠很浅这一点，我还希望各位妈妈了解一些孩子的"梦话梦哭"。

　　我们成年人在浅睡眠时，会说梦话或翻身。同样的，婴儿在浅睡眠时也会说梦话或翻身。

　　但因为婴儿还不会说话，他们的梦话自然就表现为哭泣。我把这种行为叫作"梦话梦哭"。

　　还不会翻身的婴儿可能就是身体抖动一下，或是手脚乱舞一阵。

　　因此，孩子在半夜哭泣，并不一定每次都是想让妈妈为他（她）做些什么。如果妈妈不了解这一点，就会很辛苦。

　　我的母乳不太多，也不习惯给孩子用纸尿裤，我的孩子用的是尿布。因此，每当半夜听到孩子有一点动静，我就赶紧去检查尿布是不是湿了，或者给孩子喂奶。换句话说，每次孩子说梦话，我都会强行把他弄醒。

　　现在回想起来，我那时都做了些什么啊！真的感到非常后悔与自责，但当时完全没有意识到自己做错了。

如果孩子在浅睡眠时总是被吵醒，以后每到浅睡眠时，就会不自觉地醒来。这样一来，就需要再次哄睡。这对妈妈和孩子来说都是极大的负担。

要记住，如果婴儿在夜间每隔 40~60 分钟哭闹一次的话，很可能是"梦话梦哭"。这时，妈妈可以暂时什么都不要做，先观察一下孩子的情况，这样才能更快地找到孩子哭闹的真正原因，从而采取相应的对策。千万不要贸然把孩子叫醒或者把他（她）抱起来。

试想一下，如果自己每次一说梦话，丈夫就把你叫醒，还问你"怎么了"，无论是谁都会感到烦躁吧。

因此，孩子在夜间哭闹时，我们可以想想孩子是不是在说梦话，然后静静地观察两三分钟再说。

如果不了解孩子的某些睡眠特点，妈妈就有可能制造让孩子夜啼的环境。

面对孩子的"梦话梦哭"，妈妈不要反应过度，这也是应对夜啼的一个关键。

column

这类食物竟然会导致孩子夜啼

你知道吗？有一类食物容易导致孩子夜啼，不是咖啡因，而是——果汁。

为什么果汁会导致孩子夜啼？

人体具有让身体保持稳定状态的功能。而果汁中所含的糖分（白砂糖、果糖、葡萄糖、糖浆等）很容易被人体吸收，人体摄入糖分之后，血糖会在短时间内迅速升高。为了降低血糖，人体便会分泌大量的胰岛素。而在大量胰岛素的作用下，血糖又会急速下降。

紧接着，为了让血糖恢复至正常水平，人体又会分泌肾上腺素。肾上腺素是一种应激激素，它不仅会提高血糖，还会让人情绪兴奋，变得很容易激动。

如果睡前给孩子喝果汁，就会发生以上所说的一系列的生理变化，使得孩子体内分泌肾上腺素，这样孩子就很难入睡，睡眠也会变得很浅。

夜间给孩子喝果汁如此，白天给孩子喝果汁也是一样的。

可以观察一下，当孩子"咿呀咿呀"说个不停、情绪激动时，或者全身无力时，是不是因为给他（她）喝了果汁或吃了点心，摄入了过多的糖分。

当然，也不是完全不能让孩子喝果汁，而是注意不要每天喝，定好规矩，偶尔喝一次是可以的。

第 **2** 章

简单三步
改善孩子睡眠

改善睡眠，关键在于这三步

终于，我们要开始实践了！

为了给睡眠不足的妈妈减轻负担，我总结了三个步骤，可以有效改善孩子的睡眠，让妈妈睡得更安心。

这三点是我非常重视的，即调整孩子的生活规律，重新审视哄睡方式，以及关心妈妈和孩子的情绪。我下面将要介绍的"简单三步骤"就是以此为基础的。请先尝试实践三四天吧。

很多妈妈仅仅实践了这三步，就成功地解决了孩子的睡眠难题。

请各位妈妈一定要试试看！

第一步
早上 7 点前叫醒孩子

首先，要在早上 7 点前叫醒孩子。如果孩子晚上 10 点之后才睡觉，那就在早上 8 点前叫醒孩子。

这一点非常关键。

早上起不来的妈妈，可以和爸爸一起努力！调整作息规律的关键就在于早上的起床时间。如果孩子每天都能在早上 7 点到 8 点之间起床，那就可以进入下面的第二步了。

早上叫孩子起床要注意三个要点。

早晨叫孩子起床的三个要点

① 拉开窗帘，让阳光照进来。如果房间采光比较差，或是碰上阴雨天的话，可以先把灯打开。孩子对光产生反应，睁开了眼睛，妈妈要温柔地对孩子说："早上好！"如果孩子没有醒，妈妈可以轻轻地摇醒孩子。

② 叫孩子（即便是刚出生不久的婴儿）起床时要注意不能突然将孩子抱起来。孩子还没有做好起床的准备，他（她）便会磨磨蹭蹭不肯起床。这与他（她）晚上磨磨蹭蹭不睡觉无关。

③ 如果妈妈发现孩子已经睁开眼睛，并且在观察四周的情况，就可以把孩子抱起来换尿布、穿衣服了。"我们来洗个脸吧！""要换尿布喽！""我们去客厅吧！"妈妈可以先告诉孩子接下来要做什么，然后再开始早上例行要做的事情。

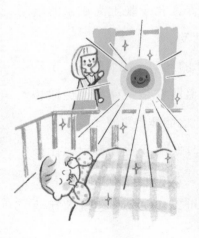

孩子出生 1 个月之后，请让孩子早上起床后到别的房间活动，不要让孩子继续留在卧室。

通过洗脸、换衣服等固定的"起床仪式"，可以让孩子清楚地感知白天和夜晚的区别。

第二步
调整白天的小睡时间，让孩子充分活动

孩子满 2 个月后，就可以把孩子白天的小睡时间分为晨睡、午睡和下午睡了。

各位妈妈可以按照下一页的"白天睡觉时间表"，合理安排孩子白天的睡眠时间。

上午可以带孩子出去散步、玩耍，让孩子沐浴阳光，充分活动。 上午的太阳光可以减少白天褪黑素的分泌，同时增加晚上褪黑素的分泌，褪黑素可以让孩子在夜间产生很强的睡意。因此，要想保证孩子晚上高质量的睡眠，关键在于白天充分的户外活动。

另外，让孩子做一些有规律的运动，比如爬行、走路等，可以促使血清素的分泌。血清素是一种神经传递物质，可以让孩子情绪稳定，晚上也能睡得更好。

妈妈可以从孩子低月龄的时候就开始有意识地让孩子充分地活动，不妨多和孩子一起玩耍。妈妈可以看一些亲子游戏类的书，了解更多可以和孩子一起玩的互动游戏。

此外，关于如何慢慢减少孩子白天的睡眠时间，可参考第 3 章的"安睡时间表"。

● 孩子白天的睡觉时间表

孩子年龄	晨睡 （9 点左右开始）	午睡 （12 点左右开始）	下午睡 （睡至 5 点）
2~4 个月	1 小时	2 个半小时	半小时 ~1 小时
5~6 个月	1 小时	2 个半小时	逐渐取消
7~8 个月	半小时	2 个半小时	无
9~11 个月	半小时	2 小时	无
1 岁 ~1 岁 6 个月	逐渐取消	2 小时	无
1 岁 7 个月 ~3 岁	无	2 小时	无
4~5 岁	无	逐渐取消	无

孩子白天睡觉的要点

① 孩子满 3 个月前，可以让他（她）想睡就睡。从第 4 个月左右开始，就要定好孩子白天睡觉的时间，培养孩子规律睡眠的习惯。

② 白天不是让孩子想睡多久就睡多久，而是要按照上方的时间表，按时叫醒孩子。叫醒孩子时，与第一步的要点相同，要注意不要突然把孩子抱起来。

③ 傍晚五点后，妈妈可能要准备做晚饭了，这个时间段妈妈会比较忙，但尽量别让孩子睡过这个点，否则会影响孩子的夜间睡眠。

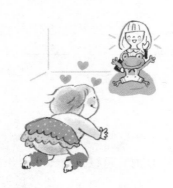

第三步
睡前 30 分钟营造温馨的亲子时光

要让孩子在晚上 8 点前入睡。如果现在孩子已经能够做到在 8 点前入睡，那就继续保持。

为了让孩子在晚上 8 点前入睡，在 7 点半之前就要让他（她）吃完晚饭，完成洗澡、刷牙、换衣服等睡前准备工作。

在孩子入睡前的 30 分钟，妈妈要营造出温馨的亲子时光。把房间的灯光调暗些，这样有利于激发孩子的睡意。妈妈和孩子保持肌肤接触，让孩子安静地度过睡前的半小时。

如果是还在吃奶的孩子，妈妈可以在睡前半小时给他（她）喂奶。如果是已经断奶的孩子，可以让他（她）看看绘本或是画画，让孩子做一些比较安静的事情。如果是会说话的孩子，妈妈可以和他（她）一起聊聊天，回忆一下当天发生的事情。

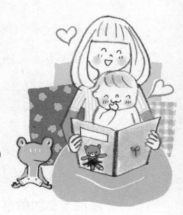

如何营造温馨的亲子时光？

① 妈妈说话的声音要比白天低一个调，和孩子缓慢轻柔地说话。

② 不要打开电视、电脑或是看手机！将房间内的灯光调成橘黄色，保持昏暗光线。

③ 暂时把家务或工作放在一边，全心全意地陪伴孩子。

④ 即便是大一点的孩子，妈妈也要和其进行亲密的肌肤接触。

⑤ 和孩子一起回忆白天的事情，表扬孩子做得好的地方。

⑥ 不要让孩子含着乳头或奶嘴睡着。如果孩子吃奶时睡着了，妈妈可以挠挠孩子的脚心，轻轻拍一拍。尽量让孩子多喝点奶。

夜晚昏暗的环境可以促进褪黑素的分泌，这种激素能够使孩子产生强烈的睡意，提高孩子的睡眠质量。

睡前半小时的亲子时光，不仅能加深妈妈与孩子之间

的感情，还能让白天玩得很兴奋的孩子安静下来。孩子在心理、身体上都做好了睡觉的准备，妈妈哄孩子睡觉就会轻松很多。

请放松心情，与孩子一起享受这惬意的睡前时光吧！

以上这三步中包含了很多改善夜啼的重要因素，也是第 3 章中"安睡时间表"的基础。

如果各位妈妈实践了这三个步骤后，孩子的睡眠问题得到了大幅度改善，那么第 3 章的安睡时间表只要作为参考浏览一下即可。

如果没有得到改善，也请各位妈妈不要灰心。可以再确认一下，日常生活中是否还存在第 1 章所列举的容易导致孩子夜啼的因素。

陪孩子睡和让孩子独立睡哪个更好

陪孩子睡和让孩子独立睡，究竟哪种做法更好呢？**我比较推荐陪孩子睡的做法。**

在欧美国家，让孩子独立睡的情况比较普遍。

确实，让孩子独立睡就不会出现每次孩子做梦哭闹时都被妈妈叫醒的情况。而且，孩子一个人睡的话，不会受父母入睡时间的影响，也就不会很晚才睡了。

那么，是否要学习欧美国家不陪孩子睡，而是让孩子独立睡呢？我觉得不需要。

在遥远的古代，人类为了躲避夜行性肉食动物的攻击，就是相互挤在一起睡觉的。我总觉得，孩子出于保护自己的本能，他（她）也希望能和父母一起睡。

我发现，在长达六百万年之久的人类历史中，孩子开始独立睡觉仅仅是从近两百年前才开始的。而且现在提倡孩子独立睡觉的国家（包括美国和欧洲国家），只占世界总人口的不到 10%。

近年来，很多国家都开始认识到陪孩子睡能让孩子更有安全感，出于对孩子从床上摔落等安全隐患方面的考虑，也开始推崇陪孩子睡了。

由此可见，对于孩子而言，"陪睡"的习惯是一种自然而然的需求，也能让孩子更有安全感。

我认为，为了改善孩子夜啼，盲目学习欧美国家的习惯，而放弃我们亚洲陪孩子睡的习惯是不可取的。因为小月龄的宝宝翻身能力较差，为防止孩子发生误翻身出现窒息等危险，必须有成年人在旁边严密看护。还有的孩子晚上会踢被子，容易着凉。因此 0~3 岁阶段，建议妈妈在孩子睡觉时陪在身边，如果想让孩子单独睡，建议从孩子 3 岁左右开始。

不过，有的家庭饲养宠物，或是兄弟姐妹很多，还有其他居住环境的原因，有时候让孩子独自睡婴儿床要比和大人一起睡更好。

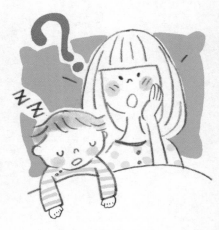

而且，现在也并没有研究表明不陪孩子睡会对孩子将来

的心智造成重大的影响。

如果孩子现在已经养成了独立入睡的习惯，妈妈不必觉得对孩子有所愧疚，也不必非要陪孩子睡。对于不吵不闹、自己乖乖入睡的孩子，妈妈要记得对他（她）说："谢谢你这么乖！"

现代人的生活方式会导致孩子夜啼

曾经有一段时间，人们认为陪孩子睡会导致孩子夜啼。当时，人们觉得夜啼是亚洲国家孩子才会出现的问题，欧美国家的孩子并没有这样的情况。因此，有些亚洲睡眠专家认为，亚洲妈妈会被孩子的夜啼所困扰，主要原因在于亚洲国家与欧美国家的文化差异——陪睡。

从某种程度上来说，这也有一定的道理。

陪孩子睡时，妈妈对孩子的睡眠状态十分敏感。如果不了解婴儿的睡眠特点，就会在孩子每40~60分钟"梦话梦哭"时做出反应过度的行为，这也是十分正常并可以理解的。

但是，正如前文所介绍的，提倡孩子独立睡觉的国家人口总数还不到世界总人口的10%。或者我们可以认为，世界上90%的父母是习惯陪孩子睡觉的。

那么，为什么亚洲妈妈会如此饱受孩子夜啼的折磨呢？相信不少人都百思不得其解。

我认为其根源就在于现代人的生活方式。

以前，很多亚洲国家都比较贫穷和落后，电力供给不如欧美发达国家稳定。在亚洲国家的很多地方，无论是成年人还是小孩子，只要天黑就会上床睡觉，早上很早就会开始活动。而且妈妈会背着孩子做家务或者劳作。

　　虽然没有特意调整作息，孩子却在不知不觉中过着"在光线明亮的时候活动，在光线昏暗的时候睡觉"的生活，孩子体内的生物钟自然就能正常地发挥作用。

　　但在现代社会，即便到了夜晚，孩子仍然处于明亮的环境中。其实近二十多年来，看调查数据就能发现，孩子的总体入睡时间在逐渐推迟。我从小都是听着大人说"晚上 8 点以后是大人的时间，小孩子要早点睡觉"而长大的。近年来，人们开始重新重视孩子早睡早起习惯的培养，孩子入睡时间又整体早了一些。

　　尽管如此，在日本，晚上 10 点以后入睡的 3 岁以下的儿童比例依然达到了将近 40%。

　　如今，中国、日本、韩国等亚洲国家的儿童晚睡的比例排到了世界前列。

　　而且，现在由父母和一两个孩子构成的小家庭越来越多。白天家里很安静，妈妈经常会在做家务的时候让孩子去睡觉。

这样一来，孩子体内的生物钟就无法正常发挥作用，受到白天的光照等刺激也比较少，越来越多的孩子自然就会出现夜啼。

因此，孩子夜啼的根源并不在于陪睡，而在于现代人的生活方式。

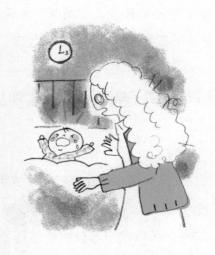

早睡会让孩子第二天更早起床吗

相信不少妈妈都会有这样的疑虑："晚上让孩子早点睡，那他（她）第二天早上会不会更早就起来？"

据全球日用品公司巨头"保洁"旗下的"帮宝适婴儿研究所"调查显示，在德国 0~3 岁的婴幼儿中，36% 居然都是在晚上 7 点前入睡的。

而如前文中提到的，在日本，将近 40% 的孩子在晚上 10 点左右才入睡，晚上 7 点前入睡的孩子仅仅只有 1.3%。

那么起床时间又有多大差别呢？无论是德国还是日本，大部分孩子都是在早上 7 点左右起床，两者并没有明显的区别。

也就是说，让孩子早睡，并不会让他（她）第二天更早起床！

前几天，我见到了一位让孩子到 2 岁为止都在晚上 6 点半前入睡的妈妈。因为在这个时间段睡觉的孩子在日本仅只占 1.3%，所以我与这位妈妈进行了详细交流，也得到了非常宝贵的经验。

我发现这位 F 妈妈的育儿方式非常值得我们借鉴与学习。

相信所有妈妈都想趁着孩子睡觉时去做家务。但 F 妈妈却坚持在孩子醒着时，把孩子背在身上做家务。而且，孩子午睡时，她也陪着孩子一起睡。

背着孩子做家务，乍一听是一件很难做到的事情。

但 F 妈妈告诉我："孩子还不会说话时，也不知道怎么陪他玩。因此，还不如背着孩子边做家务边跟孩子聊聊天（家务实况转播），这样午睡时我也能放心地睡个好觉，也让我轻松不少。"

她还说，她家孩子完全没有夜啼，每天早上 6 点半左右就会心情舒畅地自己醒来。

让孩子晚上几点入睡，这也要根据每个家庭的生活节奏、妈妈是否工作等情况而定。因此，孩子的入睡时间并不是固定的。孩子的适应性都很强，入睡时间稍微早点或晚点都没关系。

但是，晚上 10 点以后才入睡，对于孩子来说就太晚了，也是没有顺应孩子自然发展的做法，希望各位妈妈

能了解这一点。

　　如果因为听到别人说"谁谁谁家也是因为这个那个原因过了 10 点才让孩子睡觉"就理所当然地觉得自家孩子晚睡点也没关系，这是极其危险的。

　　人总是习惯于和周围的人保持步调一致，尽管很多家庭都是 10 点后让孩子睡觉，但放在全世界来看，这样的家庭占比是很小的。

　　可能有些人会觉得，入睡晚就会睡得很好，以此弥补白天的睡眠不足，这种想法其实是错误的。因为孩子的睡眠节奏一旦被打乱，睡眠质量就会随之下降，睡眠只会越来越浅。

　　我女儿现在 3 岁了，如果由于出门在外等原因而导致入睡时间推迟，第二天反而会比平时早起一些。

　　相反，我听到不少妈妈反馈，她们坚持让孩子早睡早起，孩子的午睡质量也随之提高不少。

　　每个孩子所必需的睡眠时间会有很大的个体差异。有些本就睡眠时间较少的孩子，确实早睡就会更早起。但是，很多时候会出现如果睡得太晚，睡眠质量下降，整个睡眠时间就会缩短的情况。

因此，我建议各位妈妈可以先让孩子尝试早睡早起，慢慢摸清自家孩子所需要的睡眠时间到底是多少，找到让孩子舒适的生活节奏。

总之，让孩子早睡并不一定会让孩子第二天早上过早地起床。

column
多带孩子出门活动吧

- -

　　相信不少妈妈在第一个孩子出生时都会小心翼翼，生怕孩子冻着或热着，因此整天和孩子待在家中……其实，孩子满月后，妈妈完全可以抱着孩子出去散散步，增加一些外出时间，等妈妈和孩子都适应了，就可以多带孩子出门了。

　　可能不少妈妈觉得白天小月龄的孩子要睡三次觉，根本没时间外出。但实际上并非如此。看看身边的二孩、三孩家庭，不难发现，第二或第三个孩子出生之后不久，妈妈就会带着他（她）和哥哥姐姐一起每天雷打不动地外出。只要孩子适应了这种生活节奏，当他（她）犯困的时候，随时随地都能睡着。

　　对于白天睡三次觉的孩子来说，即便有一觉没有睡好，也可以用其他两次把觉补回来。因此，妈妈完全不必太过担心。而且，如果发现孩子白天没有睡好，可以让他（她）晚上早点睡。

　　有不少孩子会在车里的安全座椅、婴儿车或是背带里睡着。当然，如果孩子在外出前就睡着了，那即便是乘坐火车或公交车，也不用担心孩子会推迟睡觉时间。我每次都会趁着孩子睡得最久的午睡乘坐新干线从横滨回大阪的娘家。

　　如果孩子习惯了在外面也能睡着，妈妈就可以等孩子睡熟后将他（她）用婴儿车推着，到咖啡店坐一坐，好好放松一下，享受悠闲的时光。

第 **3** 章

让孩子更舒适
的安睡时间表

了解孩子的睡眠规律和生活节奏

　　我在本章中介绍的"安睡时间表"，是按孩子一般的睡眠发展规律制成的，利用这个时间表可以让孩子更舒适地度过每一天。

　　我设计这个安睡时间表有两个目的。

　　一是为了让妈妈更好地把握孩子的生活节奏。了解孩子的生活节奏后，就会明白孩子之所以会出现各种问题的原因。这样妈妈就能与孩子度过更加愉快的一天。

　　二是希望妈妈知道随着孩子的成长，孩子的睡眠情况会发生怎样的变化，比如白天的睡眠时间会发生哪些变化。

　　了解孩子的睡眠发育过程，不仅可以解决孩子目前面临的睡眠问题，还可以预测未来可能出现的一些问题。这样一来妈妈在心理上也能放松不少。

　　而且，如果按照第 2 章中改善孩子睡眠的"简单三步骤"的方法，还是不能把握自家孩子的睡眠规律的话，可以参考本章的安睡时间表来帮助孩子调整生活节奏。

建议各位妈妈先按照安睡时间表实践一下，这样就能了解孩子的生活节奏和个性了。

不过有一点我想强调一下，我并不是要求妈妈让孩子来配合这个时间表，而是希望妈妈在实践的过程中，先慢慢了解自家孩子的生活节奏，然后在此基础上制订出适合自家孩子的时间表。

如果不理解这一点，只会让自己更痛苦，不明白为什么孩子的生活节奏不按时间表来进行。

每个孩子所需的睡眠时间、喂奶间隔时间都不一样，这是理所当然的。我会在本章的后半部分详细介绍如何根据孩子的个性等具体情况进行适当的调整，安排适合自家孩子的安睡日程。

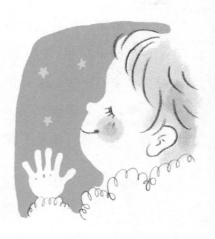

0~5 岁各月龄孩子的安睡时间表

下面是各月龄孩子的安睡时间表。请各位妈妈先看一下。

实践安睡时间表的要点

① 通过第 2 章的简单三步骤，夜啼已经得到改善的孩子不需要使用这个时间表，但妈妈们可以把它作为了解孩子成长阶段的参考。在实践本章的安睡时间表时，建议妈妈先了解一下 0~5 岁孩子各阶段的安睡时间表，对孩子的成长过程有一个大致的了解。

② 至少要持续执行一个星期，建议妈妈不要选在旅行等长时间外出的时候实践。

③ 选择孩子身体状况良好的时候开始实行，感冒鼻塞时，睡眠会变浅，遇到类似情况时，可以等孩子恢复后再开始。

④ 注意当孩子进入下一个月龄时，不要突然换成新的时间表，要慢慢调整。

⑤ 不要强行让孩子适应时间表，实践这个安睡时间表的目的是为了找到适合孩子生活节奏的睡眠时间。

● 0~1 个月

这一时期，孩子还不能区分白天和黑夜，会频繁地睡睡醒醒。
从现在开始就要让孩子习惯"白天明亮热闹、夜晚昏暗安静"的生活环境。

※ 白天喂奶时，妈妈可以一边喂奶一边跟孩子轻柔地说话。

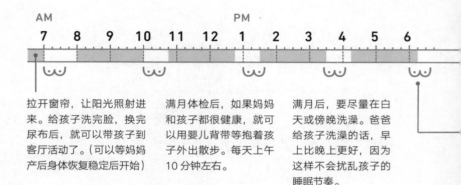

拉开窗帘，让阳光照射进来。给孩子洗完脸，换完尿布后，就可以带孩子到客厅活动了。（可以等妈妈产后身体恢复稳定后开始）

满月体检后，如果妈妈和孩子都很健康，就可以用婴儿背带等抱着孩子外出散步。每天上午10分钟左右。

满月后，要尽量在白天或傍晚洗澡。爸爸给孩子洗澡的话，早上比晚上更好，因为这样不会扰乱孩子的睡眠节奏。

🍀 从孩子出生到满月，根据妈妈的身体状况，优先母乳喂养，等妈妈身体恢复平稳之后再施行安睡时间表。

🍀 遵循孩子自己的生活节奏就行，没有必要把睡着的孩子叫醒，但要通过调节室内光线的亮度让孩子开始区分白天和夜晚。不能因为孩子已经睡着了，就让他待在光线明亮的客厅里。

🍀 对母乳喂养没有信心或经验的话，要尽早咨询社区

喂奶标准

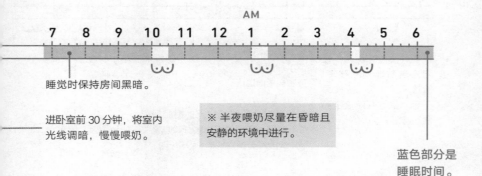

孩子想喝奶时就喂。妈妈要多喝水。
喂奶次数比表中多也没关系。

按每 3 小时 80~140ml 的量来喂。

AM

| 7 | 8 | 9 | 10 | 11 | 12 | 1 | 2 | 3 | 4 | 5 | 6 |

睡觉时保持房间黑暗。

进卧室前 30 分钟，将室内
光线调暗，慢慢喂奶。

※ 半夜喂奶尽量在昏暗且
安静的环境中进行。

蓝色部分是
睡眠时间。

或医院的医生。在母乳喂养进入正轨前，一天可能需要
喂 10 次以上。

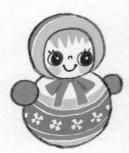

♣ 这个安睡时间表是为了让妈妈对孩子
每天的生活节奏形成一个大致的了解。特别
是孩子未满月时，每次喂奶的间隔时间、睡
觉时长都各有不同。妈妈不能强行要求孩子
来配合时间表，而是要遵循孩子自己的节奏。

● 2~4 个月

这一时期，是孩子通过练习逐渐让生物钟适应地球自转周期的重要时期，同时也是容易昼夜颠倒的时候。调整好孩子的生活节奏，通过简单的方法教会孩子适应生物钟吧。

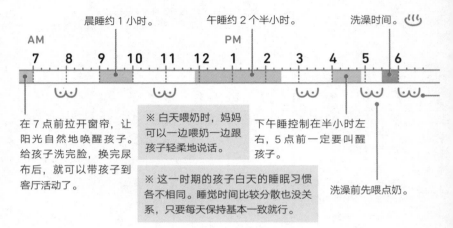

晨睡约 1 小时。

午睡约 2 个半小时。

洗澡时间。

AM

| 7 | 8 | 9 | 10 | 11 | 12 | 1 | 2 | 3 | 4 | 5 | 6 |

PM

在 7 点前拉开窗帘，让阳光自然地唤醒孩子。给孩子洗完脸，换完尿布后，就可以带孩子到客厅活动了。

※ 白天喂奶时，妈妈可以一边喂奶一边跟孩子轻柔地说话。

※ 这一时期的孩子白天的睡眠习惯各不相同。睡觉时间比较分散也没关系，只要每天保持基本一致就行。

下午睡控制在半小时左右，5 点前一定要叫醒孩子。

洗澡前先喂点奶。

　　✦ 孩子出生 2 个月后，妈妈要记住孩子白天的睡眠分为晨睡、午睡和下午睡三次。可以用一个月左右的时间调整孩子的睡眠节奏。

　　✦ 调整孩子的生活节奏，从每天按时叫孩子起床开始。

　　✦ 有不少孩子每天早上刚过 5 点就会醒来。如果妈妈对此没有负担，也可以把这个时间作为一天生活的开始。这种情况，可以适当延迟孩子的晨睡时间来进行调整。

　　✦ 在这一时期，几乎所有的孩子都会在晚上 7 点到早上起床这段时间吃两三次奶。注意喂奶的次数不要超过三次。

喂奶标准

 母乳喂养开始进入正轨，不要孩子一哭就喂奶，而是等孩子饿了再喂。

2~3 个月：一次 140~160ml，每隔 3 小时喂一次。
3~4 个月：一次 180~200ml，每隔 4 小时喂一次。
以一天喂 5~6 次为准。

孩子睡觉时，
保持房间黑暗。

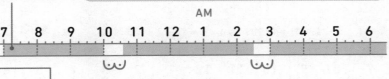

进卧室前 30 分钟，将室内光线调暗，然后再喂奶。可以多喂一些，让孩子吃饱。注意喂奶时不要让孩子睡着了。

※ 夜间喂奶尽量在昏暗且安静的环境中进行。
※ 夜间喂奶时注意不要增加不必要的次数。

❧ 孩子半夜哭闹，并不都是因为想吃奶。很多孩子是因为每隔一小时睡眠变浅，出现"梦话梦哭"罢了。当孩子哭闹时，妈妈可以先静静地观察 2~3 分钟。

❧ 如果母乳不足的话，不要增加夜间的喂奶次数，而要想办法在白天增加喂奶次数。只要将上图中上午 11 点左右的这次喂奶分成"晨睡前后"各一次和"午睡前后"各一次。

❧ 这一时期，孩子每天要喝 800ml 以上母乳。每次喂奶前，妈妈一定要喝一杯水。

❧ 当妈妈乳房出现问题时，一定要尽早到医院就诊。

● 5~6 个月

这一时期，白天的睡觉时间分为晨睡和午睡两次。夜间喂奶次数开始减少，但如果需要哄睡的孩子就比较麻烦，这一时期容易出现夜啼。

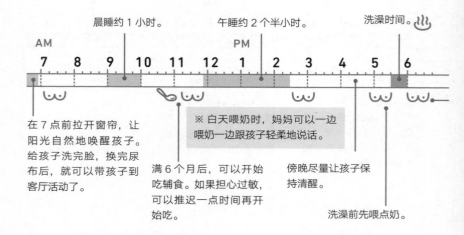

晨睡约 1 小时。

午睡约 2 个半小时。

洗澡时间。

在 7 点前拉开窗帘，让阳光自然地唤醒孩子。给孩子洗完脸，换完尿布后，就可以带孩子到客厅活动了。

满 6 个月后，可以开始吃辅食。如果担心过敏，可以推迟一点时间再开始吃。

※ 白天喂奶时，妈妈可以一边喂奶一边跟孩子轻柔地说话。

傍晚尽量让孩子保持清醒。

洗澡前先喂点奶。

✢ 孩子出生 5 个月后，就可以逐渐减少下午睡的时间了。白天的睡觉时间逐渐减少为晨睡和午睡两次。

✢ 不用着急给孩子添加辅食。不要勉强孩子，循序渐进就行。如果妈妈担心孩子出现过敏，可以把辅食添加时间推迟两三个月。观察孩子的进食情况后再慢慢添加。

✢ 如果因为减少喂奶次数，妈妈母乳量变少的话，可以增加白天的喂奶次数。

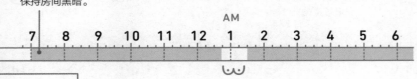

喂奶标准

孩子刚开始吃辅食时，主要营养还是来自母乳。
注意在孩子肚子饿的时候才喂奶。
不要增加夜间喂奶的次数。

每 4 小时喂一次奶，每次 200ml。
尽管开始吃辅食，奶量仍可保持原样。

孩子睡觉时，
保持房间黑暗。

AM

7 8 9 10 11 12 1 2 3 4 5 6

进卧室前 30 分钟，将室内光线调暗，然后再喂奶。可以多喂一些，让孩子吃饱。注意喂奶时不要让孩子睡着了。

※ 这一时期的孩子白天的睡眠习惯各不相同。睡觉时间比较分散也没关系，只要每天保持基本一致就行。

※ 夜间喂奶尽量在昏暗且安静的环境中进行。
※ 夜间喂奶时注意不要增加不必要的次数。

❀ 有不少孩子每天早上刚过 5 点就会醒来。如果妈妈对此没有负担，也可以把这个时间作为一天生活的开始。这种情况，可以适当延迟孩子的晨睡时间来进行调整。

❀ 孩子半夜哭闹，并不都是因为想吃奶。很多孩子是因为每隔一小时睡眠变浅，出现"梦话梦哭"罢了。当孩子哭闹时，妈妈可以先静静地观察 2~3 分钟。

● 7~8 个月

这一时期孩子对妈妈哄睡的依赖性更强。如果孩子平时的生活非常规律，可还是每天夜啼的话，妈妈就需要考虑一下自己的哄睡方式是否恰当。

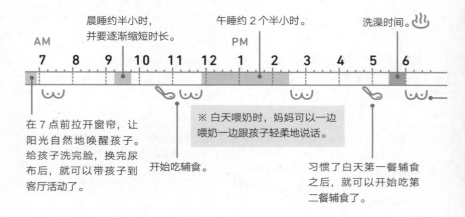

晨睡约半小时，并要逐渐缩短时长。

午睡约 2 个半小时。

洗澡时间。

AM   7 8 9 10 11 12 1 PM 2 3 4 5 6

在 7 点前拉开窗帘，让阳光自然地唤醒孩子。给孩子洗完脸，换完尿布后，就可以带孩子到客厅活动了。

开始吃辅食。

※ 白天喂奶时，妈妈可以一边喂奶一边跟孩子轻柔地说话。

习惯了白天第一餐辅食之后，就可以开始吃第二餐辅食了。

* 这一时期妈妈要让孩子白天的睡觉时间固定为晨睡和午睡两次。

* 等孩子 10 个月左右就可以一天吃三顿辅食，并逐渐增加。

* 如果因为减少喂奶次数，妈妈母乳量变少的话，可以增加白天的喂奶次数。

* 有不少孩子每天早上刚过 5 点就会醒来。如果妈妈对此没有负担，也可以把这个时间作为一天生活的开始。

喂奶标准

 孩子刚开始吃辅食时，主要营养还是来自母乳。
注意在孩子肚子饿的时候才喂奶。
不要增加夜间喂奶的次数。

一次喂 200ml 奶，与图中所标一致即可。开始吃辅食后，
有的孩子可能会减少喝奶的量。

孩子睡觉时，
保持房间黑暗。

AM

| 7 | 8 | 9 | 10 | 11 | 12 | 1 | 2 | 3 | 4 | 5 | 6 |

进卧室前 30 分钟，将室
内光线调暗，然后再喂
奶。可以多喂一些，让
孩子吃饱。注意喂奶时
不要让孩子睡着了。

※ 夜间喂奶尽量在昏暗
且安静的环境中进行。
※ 夜间喂奶时注意不要
增加不必要的次数。

很多孩子不再需要
半夜喂奶。

这种情况，可稍稍延长晨睡时间，并在孩子吃白天第一
餐辅食前再增加一次喂奶来进行调整。

✦ 这一时期，孩子夜间频繁醒来，一般都不是因为肚
子饿。妈妈不要为了止住孩子哭闹而在半夜给孩子喂奶，
尽量拉开喂奶间隔时间。

✦ 如果想要尽可能久地喂母乳，夜晚继续喂一到两
次奶。

● 9~11 个月

这一时期，孩子白天的活动量和夜间的睡眠密切相关。
可以让孩子通过爬行等充分活动身体，调整生活节奏。同时，要逐渐
缩短孩子白天睡觉的时间。

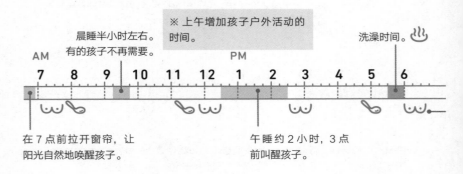

晨睡半小时左右。
有的孩子不再需要。

※ 上午增加孩子户外活动的
时间。

洗澡时间。

在 7 点前拉开窗帘，让
阳光自然地唤醒孩子。

午睡约 2 小时，3 点
前叫醒孩子。

✿ 一般来说，孩子在 1 岁 3 个月左右就不需要晨睡
了，也有些孩子在 9~11 个月就不再晨睡。如果孩子变得
难以入睡的话，不再晨睡也许更好。

✿ 在逐渐取消晨睡的过程中，如果孩子无法坚持到午
睡，可以让孩子早一点吃中午的辅食，在 11 点半左右就
让孩子开始午睡。

✿ 有不少孩子每天早上刚过 5 点就会醒来。如果妈妈
对此没有负担，也可以把这个时间作为一天生活的开始。

喂奶标准

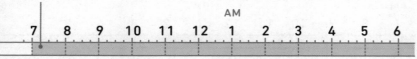

不再进行夜间喂奶。
母乳量可能会慢慢减少，妈妈在喂奶前还是要
多喝水。

这一时期，孩子从辅食中摄取的营养越来越多。
可以让孩子开始练习用杯子喝奶。

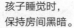

孩子睡觉时，
保持房间黑暗。

AM

7 8 9 10 11 12 1 2 3 4 5 6

进卧室前 30 分钟，将室内光线调暗，然后
再喂奶。可以多喂一些，让孩子吃饱。注
意喂奶时不要让孩子睡着了。

这种情况，可在早饭与午饭之间再增加一次喂奶来调整，

避免孩子肚子饿。

❧ 这一时期，孩子夜间频繁醒来，一般都不是因为肚

子饿。妈妈不要为了让孩子停止哭闹而在半夜给孩子喂

奶，要尽量拉开喂奶间隔时间。

❧ 如果想要尽可能久地母乳喂养，夜间保持喂一到两

次奶。

● 1 岁~1 岁 6 个月

这一时期的孩子上午渐渐不再睡觉。
晨睡可在 1 岁 3 个月左右停止。
孩子现在体力更好，妈妈可以让孩子多爬爬走走，充分活动身体。

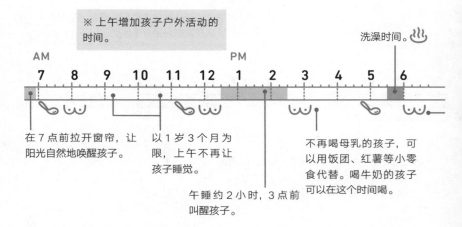

※ 上午增加孩子户外活动的时间。

洗澡时间。

AM   PM

在 7 点前拉开窗帘，让阳光自然地唤醒孩子。

以 1 岁 3 个月为限，上午不再让孩子睡觉。

午睡约 2 小时，3 点前叫醒孩子。

不再喝母乳的孩子，可以用饭团、红薯等小零食代替。喝牛奶的孩子可以在这个时间喝。

　　✦ 一般来说，孩子在 1 岁 3 个月左右就不需要晨睡了。如果孩子晚上变得难以入睡，或是白天睡觉时间变短，可尝试不再让孩子晨睡。

　　✦ 在逐渐取消晨睡的过程中，如果孩子无法坚持到午睡，可以让孩子早一点吃中午的辅食，在 11 点半左右就让孩子开始午睡。

　　✦ 有不少孩子每天早上刚过 5 点就会醒来。如果妈妈对此没有负担，也可以把这个时间作为一天生活的开始。

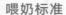

喂奶标准
·················
孩子摄取的大部分营养都来自于辅食。
可以在这一时期尝试断奶了。

可在餐后或点心时间按每天 300~400ml 奶
量，让孩子用杯子喝奶。

点心有牛奶就够了。

孩子睡觉时，
保持房间黑暗。

AM

7 8 9 10 11 12 1 2 3 4 5 6

对于已经断奶的孩子，这个时间段可以改为与妈妈的幸福
亲子时光。孩子睡前的牛奶也可以停了。
睡前 30 分钟，要将室内光线调暗，可以和孩子玩一些安
静的游戏，进行肌肤抚触等。睡前可以给孩子喝点水。

这种情况，可在早饭与午饭之间再增加一次喂奶或小零
食来调整，避免孩子肚子饿。

✤ 这一时期的夜啼几乎都来源于生活节奏的紊乱，或
是哄睡的不良习惯。妈妈不要为了止住孩子哭闹而在半
夜给孩子喂奶。

✤ 断奶时机，可根据妈妈自身情况和孩子的需求来灵
活判断。

✤ 如果想要尽可能久地母乳喂养，夜间保持喂一到两
次奶。

● 1 岁 7 个月 ~3 岁

这一时期，上午孩子不再睡觉，是容易调整生活节奏的时期。
上午还是要让孩子充分活动身体，注意晚上早点睡觉。

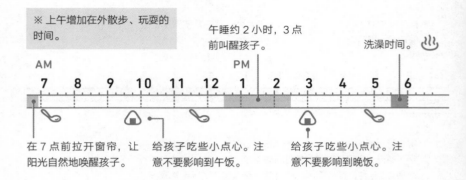

※ 上午增加在外散步、玩耍的时间。

午睡约 2 小时，3 点前叫醒孩子。

洗澡时间。

AM
7 8 9 10 11 12 PM 1 2 3 4 5 6

在 7 点前拉开窗帘，让阳光自然地唤醒孩子。

给孩子吃些小点心。注意不要影响到午饭。

给孩子吃些小点心。注意不要影响到晚饭。

✦ 到了 3 岁，孩子白天的睡眠时间会越来越短，也有些孩子不再午睡。

✦ 有不少孩子每天早上刚过 5 点就会醒来。如果妈妈对此没有负担，也可以把这个时间作为一天生活的开始。

✦ 这一时期的夜啼几乎都来源于生活节奏的紊乱，或是哄睡的不良习惯，以及托儿所、幼儿园等新环境给孩

喂奶标准

 如果已经断奶，那就没有必要补充牛奶。要注意饮食的营养均衡。

 注意给孩子喝水，不能喝含咖啡因的饮品。

小点心可以补充一日三餐中摄入不足的营养。选择红薯、蒸蛋糕、水果等，但要注意适量，防止孩子摄入过多糖分。尽量不要给孩子喝果汁。

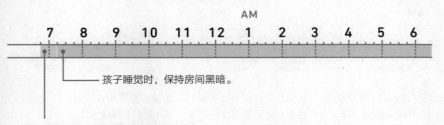

孩子睡觉时，保持房间黑暗。

睡前 30 分钟，可以和孩子玩一些安静的游戏，进行肌肤抚触等。睡前可以给孩子喝点水。

子带来的不安情绪。充分利用好睡前的亲子时间，让孩子安下心来。

　　❀ 断奶时机，可根据妈妈自身情况和孩子的需求来灵活判断。

　　❀ 如果想要尽可能久地母乳喂养，夜间保持喂一到两次奶。

● 4~5 岁

这一时期，孩子基本都上幼儿园了，是容易调整生活节奏的时期。孩子已经显现出清晰的兴趣、爱好，这一时期也容易因为晚上看电视、玩游戏而晚睡，一定要注意。

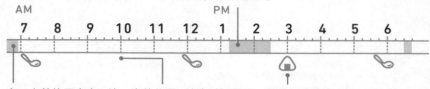

※ 上午尤其要让孩子充分活动身体，尽情地玩耍。

即便在幼儿园，也有些孩子不午睡。在家可能也是时睡时不睡，可灵活应对。

AM　　　　　　　　　　　　　　PM

7　8　9　10　11　12　1　2　3　4　5　6

在 7 点前拉开窗帘，让阳光自然地唤醒孩子。

在幼儿园，这个时间段不吃点心。在家时也尽量不要孩子吃点心，让孩子吃好早饭和晚饭。

给孩子吃些小点心。注意不要影响到晚饭。

　　✦ 在家里，父母要给孩子定好规矩，晚饭后到睡前不能看电视或玩游戏，让孩子养成早睡的习惯。

　　✦ 早饭吃饱，孩子才能在上午尽情地玩耍。简单一点也没关系，建议妈妈无论多忙也要给孩子做早饭。

　　✦ 逐渐开始不哄睡，而是让孩子练习一个人睡。即便孩子已经能够独立入睡，妈妈仍然要和孩子一起度过亲密的睡前时光。可以和孩子聊聊天，一起回顾一下当天

关于点心

🍙 小点心可以补充一日三餐中摄入不足的营养。选择红薯、蒸蛋糕、水果等，但要注意适量，防止孩子摄入过多糖分。尽量不要给孩子喝果汁。

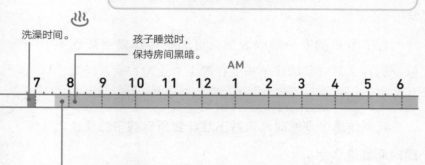

洗澡时间。

孩子睡觉时，
保持房间黑暗。

AM

| 7 | 8 | 9 | 10 | 11 | 12 | 1 | 2 | 3 | 4 | 5 | 6 |

睡前 30 分钟可以和孩子玩一些安静的游戏，进行肌肤抚触等。睡前可以给孩子喝点水。

发生的事情。

✦ 直到孩子上小学之前，都要保持晚上 8 点前入睡的习惯。

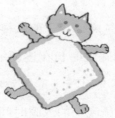

尽量让孩子早点睡

看了本章的安睡时间表后，可能很多妈妈会疑惑不解，为什么低月龄的孩子需要在晚上 7 点左右就入睡呢？想必不少妈妈在读到这一部分内容时会非常惊讶吧！

我制作这个安睡时间表并不意味着所有孩子的最佳入睡时间都是 7 点。

那为什么要把晚上入睡的时间设定得这么早呢？

我在前文已经提及过，因为现代人的生活方式发生了巨大的变化，孩子晚睡问题已经成为一个社会问题。

仅仅在 20 年前，孩子晚上 8 点前入睡还是非常普遍的现象。而到了今天，即便是推崇孩子早睡早起的育儿书中，对晚上 9 点入睡的孩子，甚至会有儿科医生评价说："早睡早起，这样很好！"

大人睡得越来越晚，孩子的就寝时间也越来越晚，这也就意味着孩子的睡眠时长在逐渐缩短。这种"夜猫子"的生活方式真的不会对孩子产生影响吗？我对此忧心不已。因此我才将孩子晚上的入睡时间定为 7 点。

据调查显示，德国 3 岁以下的孩子晚上的平均入睡时间是 6 点 48 分。了解到这点，相信妈妈们能够理解在晚上 7 点左右哄孩子入睡，其实也并不算太早。

人类的活动规律本就是"日出而作，日落而息"。

从傍晚到夜晚，孩子情绪会变得很差，这也许就是犯困的信号。妈妈与其和坏脾气的孩子一起烦躁不安，不如让孩子早点入睡，还能相互减轻点精神负担。

但是，不少家庭因为父母的工作关系，或是因为兄弟姐妹众多，不得不将孩子的入睡时间推迟到晚上 9 点左右。

这种情况下，要注意不要把孩子的入睡时间再往后拖。**希望父母们能想办法让孩子尽量早点入睡。**当然，这也并不是说孩子不在晚上 7 点入睡，夜啼就无法改善。

我将在本章的后半部分详细介绍如何根据自家孩子的实际情况调整安睡时间表，以供各位妈妈参考。

如何应对早起的孩子

　　夏天来临的时候，不少孩子在早上 5 点左右就会醒来，这让父母头疼不已。孩子在早上 5 点左右睁开眼睛，大都是对阳光作出的反应。这也说明孩子的生物钟在正常地发挥作用，其实是一件好事。

　　有些孩子对光线比较敏感，随着外界光线亮度的变化，夏天起床的时间会比较早，冬天则会推迟。因此孩子的整个睡眠时间很自然地就会表现为夏天更短，冬天更长。

　　不过，话虽如此，孩子早上不到 5 点就起床，父母确实会很头疼。

　　对于习惯早起的孩子，我推荐家中使用遮光窗帘。

　　遮光窗帘可以有效防止夜晚的街灯和对面楼房的灯光照入房间，能够帮助孩子更舒适地睡眠。早上也能防止太阳光照射进来，避免孩子太早醒来。

不过需要注意的是，这样做，父母也会变得难以起床。这是因为成年人也是在感知太阳光后慢慢醒来的。如果遮光窗帘遮住了阳光，我们无法感受到阳光，可以借助闹钟等方式叫醒自己。这样就不用担心了。

　　早上叫孩子起床时，可提前 10~30 分钟把遮光窗帘全部拉开，通过阳光，促使孩子自然而然地醒来。

给孩子洗澡的最佳时间

在孩子刚出生后不久、妈妈的身体还未恢复的一段时间内，很多家庭都是由爸爸、奶奶（外婆）或者爷爷（外公）负责给孩子洗澡的。

也许在大家印象里"洗澡要在晚上"的观念比较强，因此一般会在晚上给孩子洗澡。特别是爸爸负责给孩子洗澡的情况，爸爸会在下班后把睡着的孩子叫醒再给他（她）洗澡。

人体体温有着自然升降的波动变化，当体温下降时，人就容易犯困。因此，为保证孩子的睡眠质量，我建议最好在睡前 30 分钟给孩子洗个温水澡。

等妈妈的身体恢复稳定后，就尽量在白天或者傍晚给孩子洗澡吧。

如果爸爸希望与孩子多交流，建立紧密的亲子关系，想要负责给孩子洗澡的话，那也不建议晚上叫醒孩子给他（她）洗澡，可以在早上上班前给孩子洗个澡。

这种情况下，晚上睡觉前，可以用毛巾或纱布轻轻地给孩子擦一擦身体。

爸爸也可以选择在休息日，或是能够早点下班的时候再负责给孩子洗澡。

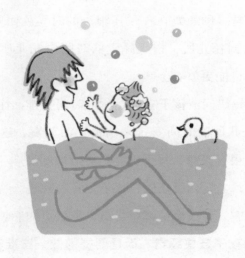

上托儿所的孩子安睡时间表要点

之前经常会有妈妈问："孩子上托儿所后，安睡时间表要如何调整？"下面我就来介绍一下这种时候应该注意的要点吧。

越来越多的妈妈在孩子还很小的时候就回归职场了。把孩子送到托儿所，白天睡觉的时间由托儿所的老师调整，妈妈也能更放心。

建议妈妈问清孩子在托儿所的时间安排，注意节假日也按照托儿所的时间安排来调整生活节奏，这样孩子的生活就会很有规律，每天也能更舒适地度过。

不过，上托儿所之后，孩子很容易晚睡。特别是在孩子 2 岁左右，什么事情都想尝试，那就更加麻烦了。**妈妈不要催促孩子赶快睡觉，而是要提前做一些准备与安排，早点哄孩子入睡。**

比如吃晚饭时关掉电视，辅食一次性多做些储存起来，大人的晚饭迟点再准备……这样就能更早地让孩子睡觉。

此外，妈妈不要因为白天一直见不着孩子，晚上到家就想和孩子玩得久一点。这样会减少孩子必需的睡眠时间，这种情况一定要尽量避免。

同时，妈妈还要观察孩子早上能否神清气爽地起床，早饭有没有好好吃，在托儿所玩得开不开心等，避免孩子出现睡眠不足的情况。

妈妈要明白，并不是说和孩子在一起的时间越久，亲子关系就越亲密。无论多忙碌，妈妈一定要好好利用孩子睡前的 30 分钟，暂时放下手头的家务或工作，全心全意地陪伴孩子度过这段美好的亲子时光。

相信妈妈们一定会发现，这亲情浓郁的 30 分钟，比一整天都在家中度过的节假日还要更利于亲子关系的培养。

二胎家庭的安睡时间表要点

不少妈妈经常问我："二胎家庭要如何安排孩子的作息呢？"

如果老大正好在上幼儿园，下午去接孩子的时间是4点左右。这个时间可能正好与老二的时间有冲突，比如小月龄的宝宝可能要睡觉，或者需要喂奶、做辅食。这样一来，妈妈也会感到忙碌与焦虑。

前文中我也提到过，孩子的适应能力是很强的。妈妈可以在下午接老大前先把老二哄睡着，放在婴儿车里。如果需要喂奶或者做辅食，适当提前就行。

作为老二，有很多时候不得不配合老大的日程，因此他（她）自然就会变得在哪里都能睡着。**妈妈也不需要太过紧张，可以根据孩子的情绪随时调整日程安排。**

还有不少妈妈担心，老大的习惯变化会影响老二的睡眠。

这种情况，可以通过让老大提早睡觉，与老二同时入睡来解决。妈妈要尽量让两个孩子都在晚上8点左右入

睡，养成良好的生活习惯。

这样一来，孩子们早上起床时就能神清气爽，白天的情绪也会更好。

我在第 2 章提到的简单三步骤中的最后一步"睡前 30 分钟营造幸福的亲子时光"同样也适合二胎家庭。

妈妈可以一边给老二喂奶，一边紧贴着坐在老大身边，聊一聊老大小时候的事或是还在妈妈肚子里时的趣事。

如果老大已经会说话了，妈妈还可以认真地听孩子讲一讲白天经历的事情。

妈妈清楚地将自己的爱意传达给老大，不仅能有效安抚老大的情绪，老二也能亲身感受到这种温馨快乐的亲子时光，也许老二的夜啼和睡不踏实的情况也能得到改善呢！

而且，让两个孩子同时睡下，妈妈也能拥有更多属于自己的时间，相信这个习惯也能让妈妈更加轻松舒适。建议各位妈妈一定要尝试一下！

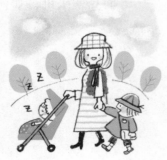

制作一个适合自家孩子的安睡时间表

　　各位妈妈在实践本章的安睡时间表一个星期后，就会慢慢摸清自家孩子的睡眠规律。

　　即便是成年人，也分为久睡型（睡眠达 10 小时以上）和短睡型（睡眠不到 5 小时）。同样，每个孩子在睡眠方面也各具特点。

　　有的孩子起得早，有的孩子午睡时间短，有的孩子需要睡很长时间，各有特点，因此要弄清楚自家孩子特有的睡眠周期，让他（她）更加舒适地度过每一天。

　　当然，由于托儿所的托育时间等原因，配合父母的时间来调整安睡时间表也没关系。

　　下面我就来讲讲如何调整才能不打乱孩子体内的生物钟。

调整时间表时，一定要遵守以下三点

① "白天明亮热闹，夜晚昏暗安静"是基本要求。
晚上不要让孩子在开着灯的房间内睡觉。

② 无论多晚睡，早上 8 点前一定要叫醒孩子。晚上
9 点前一定要让孩子上床睡觉。

③ 白天注意不要让孩子睡太久。特别是在傍晚小睡
时，30 分钟左右就要叫醒孩子。

　　建议妈妈在遵守以上三点的基础上，再制作一个适合
自家宝宝的安睡时间表。

　　可在后文的表中写下专属于你家孩子的时间安排！

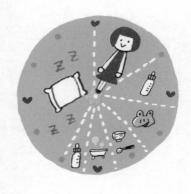

适合自家孩子的安睡时间表

填入你家孩子的专属日程吧。

AM					PM						
7	8	9	10	11	12	1	2	3	4	5	6

AM

| 7 | 8 | 9 | 10 | 11 | 12 | 1 | 2 | 3 | 4 | 5 | 6 |

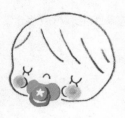

妈妈"背奶"要点

- -

母乳喂养不仅对孩子好，其实对妈妈来说也是比较轻松和经济的。妈妈可以轻装出行，还不必花奶粉钱。

可能有些妈妈会觉得一直母乳喂养，孩子对自己会太过依赖，因此要给孩子换成奶粉。但我个人认为大可不必这样做。妈妈在考虑让孩子改喝奶粉前，不妨尝试提前给孩子囤母乳。

如果妈妈仅仅是在半夜乳房胀痛时挤奶，用手也行。但如果是想挤奶供孩子吃的话，建议使用专业的电动吸奶器。市面上有些专业的吸奶器能够按照孩子吮吸的节奏来吸奶，妈妈的疼痛感也会更少，可以放心使用。

奶瓶可选用奶嘴孔比较小的。普通的奶嘴孔太大，孩子用一点点力气就能轻松地喝到。而吃母乳时，需要很大的力气才能吃到。这样，有些孩子就不愿意再吃妈妈的母乳了。

至于吸出的母乳的保存方法和解冻方法，请遵守储奶袋或吸奶器的说明。

如果妈妈想坚持母乳喂养，又想回归职场，建议可以先到医院咨询医生后再做决定，这样也更放心。

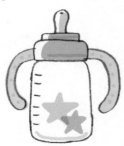

第 4 章

改变哄睡方式

为什么要改变哄睡方式

在前几章中，我主要讲解了如何通过改变生活习惯来改善孩子的夜啼。

在本章中，我将就第 1 章中提到的引发夜啼的主要原因之一 —— 哄睡方式来进行详细的讲解。

已经怀孕的准妈妈们可以提前了解一些哄睡方式，等孩子出生之后就可以付诸实践了。

在阅读本节内容的过程中，妈妈们会发现，有时候改变一下哄睡方式可能会更好。

之所以这么说，是因为孩子从生下来后很快就在潜意识里把妈妈一开始的哄睡方式当作是放心睡眠的条件而记住了。因此，孩子强烈地希望妈妈能够一直坚持用同一种方式哄自己入睡，认为只有这样自己才能踏实入睡。孩子半夜醒来时也是一样的道理。

我在第 1 章中提到过，成年人每隔 90~120 分钟会醒来一次；而婴儿的睡眠更浅，每隔 40~60 分钟就会醒来一次。婴儿半夜会多次醒来，这是很正常的。

而当孩子想要再次入睡时，就会希望妈妈还用平时的方式来哄他（她）入睡。于是经常每隔 40~60 分钟就哭闹一次。

如果妈妈平时哄孩子睡觉时会用很多的花样，那大半夜妈妈睡意绵绵时，很难马上如孩子所愿地哄睡，于是孩子便会哭闹不止。比如，妈妈白天哄孩子睡觉一般是站着抱着孩子轻晃，而半夜比较困倦，只是坐起来抱着孩子轻晃。那孩子就会闹脾气，觉得妈妈没能如自己所愿，于是睡意全无，开始不停地哭闹，很难再次入睡。

那是不是每次孩子醒来，妈妈只要马上站起来，用白天的姿势来哄孩子睡觉就可以了呢？如果是这样，妈妈一定会苦不堪言。

一般来说，随着孩子慢慢长大，他（她）会慢慢习惯妈妈用不同的方式来哄自己睡觉。但至少要到 4 岁左右，孩子才能真正适应。

随着孩子的成长，由于妈妈的体力不支、断奶等原因，哄睡方式自然也会发生改变，或者不得不做出改变。

因此，如果现在的哄睡方式对孩子和妈妈没有太大负担，妈妈可以不做任何改变。**但如果现在的哄睡方式已经让妈妈和孩子都痛苦不已，那妈妈就需要改变一下以前的哄睡方式了。**

如何判断是否需要改变哄睡方式

我在上一节中提到，有些情况下妈妈需要改变哄睡方式，有些情况下则无须改变。

先来检查一下是否需要改变哄睡方式吧！

① 生活很规律，但孩子持续夜啼，情况比较严重。

② 感到现在的哄睡方式很累。

③ 随着孩子的体重增加，觉得很难继续用以前的方式哄孩子入睡。

④ 孩子非常依赖妈妈的某种哄睡方式，除此以外的方式都不奏效，这让妈妈感觉有很大的负担。

⑤ 开始躺着喂奶后，孩子半夜醒来的次数明显增加。

⑥ 自从改变孩子的生活习惯后，夜啼有明显改善，虽然孩子偶尔还会夜啼，但不会给妈妈造成很大的负担。

⑦ 如果保持现在的哄睡方式，可以坚持到孩子 4 岁
（母乳喂养的孩子到断奶为止）。

⑧ 尽管是躺着喂奶，但半夜只需要喂 2~3 次奶，觉
得比较轻松。

⑨ 现在只要把孩子放进被子里，什么都不用做，孩
子也能自己入睡。

①~⑤项中有一项符合的话，那最好考虑改变现在的
哄睡方式；⑥~⑨项中有一项符合的话，则无须改变现
在的哄睡方式。后面的内容作为参考了解一下就可以了。

对于哄睡带来的负担，每个人的感受不一样，因此不
能一概而论。不过随着孩子的成长发育、体重增加，抱
抱背背的哄睡方式肯定会对妈妈造成负担。

**躺着哺乳，很容易让孩子把睡觉和吃奶紧密地联系到
一起，可能会导致妈妈哄睡很辛苦。**不过也有些妈妈觉
得即便每隔 1 小时就得起来一次，也还是躺着喂奶比较轻
松。因此有没有必要改变现在的哄睡方式，还是要根据
是否对妈妈造成负担来决定。

想要改变哄睡方式，无论是从孩子哪个月龄开始都不会太迟。当然，最好选择在孩子低月龄、对哄睡方式不那么坚持时做出改变。

哄睡方式是一定能改变的，请各位妈妈满怀信心地去尝试吧！

不同类型孩子的哄睡方式

在我看来，对于孩子而言，睡觉可能会是一件令他（她）感到恐惧或不安的事情。因为原始时代当人处于睡眠状态时，有可能遭受老虎、狼等外敌的偷袭，是一种非常危险的、毫无防备的状态。

而婴儿还保留着这种本能的感觉，如果他（她）无法得到足够的安全感，觉得熟睡也不会有危险的话，就很难踏实地入睡。

由此可见，想让孩子睡得安稳，就一定要给他（她）足够的安全感。

这种安全感可以通过日常的习惯来培养，也就是一直保持同样的哄睡方式。

无论采用什么方式哄睡，只要形成习惯，孩子就会慢慢接受并安心入睡。而在众多的方法中，我觉得陪孩子睡是一种最为自然的方式。

下面我详细介绍一下陪睡时妈妈如何轻松地哄孩子入睡，即使很累、很困的时候也能做到的办法。可以根据孩子不同的入睡类型来看一看。

✿ 根据孩子的入睡类型，选择合适的哄睡方式

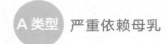 严重依赖母乳

有些孩子会把睡觉和吃奶紧密地联系在一起。对这类孩子而言，母乳就是他（她）的安睡神器。

在这种情况下，妈妈可以准备一些可以代替母乳的安睡物件，比如柔软的毛巾或布娃娃。有时外出时可能也会用到，建议选择方便携带的小物件。

每当孩子犯困时，就可以把这些小物件递给他（她），然后轻拍孩子或轻声对孩子说"睡觉咯"，以此来告诉孩子现在是该睡觉的时间了。

==一旦孩子形成习惯，看到这些安睡物件就能马上联想到睡觉。只要把安睡物件拿给孩子，孩子就能慢慢入睡，妈妈也会轻松不少。==

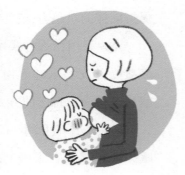

不过，孩子半夜醒来时，也

会到处寻找这个固定的安睡小物件。如果觉得这样很麻烦，也可以参考其他类型的哄睡方式，选择妈妈觉得负担小的方法即可。

B 类型 对声音非常敏感，稍有响动就会醒来

对于这种类型的孩子，妈妈首先要在睡前和孩子亲密互动，给他（她）足够的安全感。哄孩子睡觉时，妈妈可以从上往下地抚摸孩子的额头，或是轻柔地画圈，让孩子慢慢闭上眼睛，也可以通过与孩子的肢体接触让孩子充满安全感。妈妈还可以轻柔地对孩子说"没关系，没关系"等。

很多孩子无论是白天还是半夜醒来，都会确认妈妈是否在身边。妈妈可以在一段时间内与孩子同睡同起，等到孩子建立了足够的安全感，感觉到妈妈会一直陪在自己身边，便能安心入睡了。这种类型的孩子，使用安睡物件哄睡也非常有效。

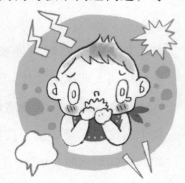

C 类型 想吸引妈妈的注意

有些孩子会做一些事情来引起妈妈的注意，比如，骑在妈妈身上，拍拍妈妈，捏捏妈妈的脸，或者从被窝里钻出去，玩玩具等。

对于这一类型的孩子，妈妈可以采用装睡的办法来应对。

要注意不要在卧室放置危险的东西或者玩具，在保证孩子安全的前提下，无论孩子做什么，妈妈都要一直装睡。还可以故意加重鼻息，让孩子以为自己真的睡着了。孩子如果见妈妈不搭理自己，过不了多久就会躺在妈妈身边睡下了。

另外，孩子半夜醒来玩耍，大多是因为卧室里还开着小灯，或是路灯照进来，导致房间太明亮的缘故。

因此，妈妈在哄睡前要拉上窗帘，尽量让孩子在昏暗的房间里入睡。

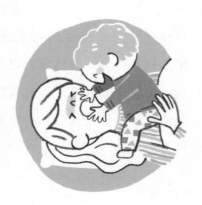

D 类型 入睡很快，但半夜会开始哭

越是入睡很快的孩子，妈妈越要注意在睡前多和孩子亲密互动，增加肢体接触。

孩子半夜突然开始哭，很有可能是因为白天积攒的负面情绪在晚上爆发出来了。

这种情况尤其在 2 岁以上的孩子身上比较常见。对于月龄较大的孩子，妈妈可以在睡前和孩子一起玩"检阅式道晚安"的游戏。具体来说，就是让孩子在睡前向积木、布偶、家具、马桶等物品一一道晚安后再去睡觉。

在向物品一一道晚安的过程中，孩子自己也会意识到马上就要睡觉了，在被窝里磨磨蹭蹭不想睡觉的现象便会减少。

睡前给孩子读绘本也是一个好习惯。除此以外，还可以按照一定的节奏轻拍孩子的肚子、背部、屁股，这样能够让孩子产生睡意，无论是哪种类型的孩子，这种方式都很管用。托儿所、幼儿园的老师经常用这种方法哄孩子睡觉。

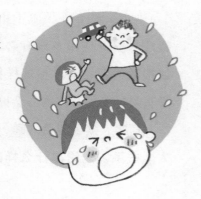

如果是讨厌让人拍睡的孩子，妈妈可以边轻拍边观察一下孩子的反应。

为了让孩子知道妈妈一直在陪着他（她）睡觉，妈妈可以把手放在孩子的肚子上，握着孩子的手，或是紧紧挨着孩子的身体，这样可以让孩子感受到充分的安全感，踏实地入睡。

有些妈妈觉得哄孩子睡觉就必须要抱着孩子，或者让孩子喝着母乳入睡，这些都是妈妈片面的想法。其实还有很多方式可以非常轻松地哄孩子入睡。

有时候，好不容易把孩子哄睡着，结果一把孩子放到床上，他（她）就开始哭，怎么都不肯入睡。即便妈妈把孩子抱起来，他（她）也不肯入睡。这种情况说明孩子并不是因为想让妈妈抱而哭泣的。

但是，当孩子哭闹不止、不肯入睡时，有些妈妈便会特意采取一些根本没有必要的特别麻烦的哄睡方式，比如抱睡、轻晃等。不这样做的话，妈妈就会觉得自己还没有竭尽全力，在内心会因为孩子哭闹而感到愧疚不安。

其实，孩子能否入睡，与妈妈哄睡的麻烦程度并没有太大关系。无论是什么样的哄睡方式，只要能给孩子带

来安全感，让孩子安心入睡，即使方法简单也是好办法。

各位妈妈一定要充满自信地坚持使用让自己感到轻松的哄睡方式！

我在上文中把孩子的入睡类型分为四种，并分别介绍了适合不同类型孩子的哄睡方式。妈妈也可以把这几种方法结合起来，或者自编自唱一些童谣、歌曲或故事来哄孩子入睡，听说还有妈妈采用背乘法口诀表的方式来哄孩子入睡。

据说如果在孩子耳边轻轻地发出像换气扇一样的"呼呼"的声音，由于这种声音与孩子还在妈妈肚子里听到的某种胎内音很相似，孩子会很有安全感，便能很快入睡。各位妈妈不妨试一试。

当然，妈妈也可以选择不陪孩子睡。慢慢引导孩子，让孩子逐渐养成某种睡眠习惯就可以。

妈妈在选择哄睡方式时，最重要的是做到让孩子安心，妈妈自己也感到轻松这两点。

妈妈可以以此为标准，选择最适合自家孩子的哄睡方式。

✦ 什么时候是改变哄睡方式的恰当时机

确定了新的哄睡方式后，下一步就是找准改变以前哄睡方式的恰当时机了。

改变哄睡方式非常重要的前提就是妈妈实践过简单安睡三步骤或安睡时间表，孩子已经养成了规律的生活习惯。

如果孩子还没有养成规律的生活习惯，妈妈就贸然改变哄睡方式，那么孩子犯困的时间和妈妈想要哄孩子入睡的时间就无法一致。这样强制哄孩子入睡的话，孩子只会不停地哭闹，迟迟不肯入睡。

当孩子养成了规律的生活习惯后，妈妈就能慢慢了解孩子的睡觉时间，这样就能找准孩子的入睡时机，当孩子发出犯困信号时，立即使用新的哄睡方式哄孩子入睡。

如果孩子一直哭个不停，妈妈也会备感压力，因此**改变哄睡方式还是要尽量找准孩子的入睡时机，等孩子发出犯困信号的时候，妈妈再使用新的哄睡方式，其效果远远要比贸然改变哄睡方式好得多。**

那么，哪些是孩子向妈妈发出的犯困信号呢？

首先就是打哈欠。这是最容易观察到的信号。孩子和成年人一样，困了就会打哈欠。

其次，孩子开始频繁揉眼睛，也有些孩子只是举起自己的手蹭蹭眼睛。

另外，若孩子突然安静下来，甚至已经在发呆了，那也是孩子犯困的信号。

妈妈只要在孩子发出信号时，使用新的哄睡方式，那自然会事半功倍。

最后，我还想再强调一下：**妈妈一定要在孩子形成规律的生活习惯后，再改变哄睡方式，这是成功改变哄睡方式的关键。**

减少孩子哭闹时间的秘诀

经常有妈妈反馈说，她们也很想改变现在的哄睡方式，但很难实现。

询问她们原因，几乎所有妈妈都说是因为孩子顽强抵抗、哭闹不止，最后妈妈们的决心发生动摇导致坚持不下来。

不过，仔细想想，孩子本来非常喜欢某种哄睡方式，这种方式能让他（她）充满安全感，但妈妈突然不再使用这种方式哄睡了，孩子哭闹也是再正常不过的吧。

那么，当妈妈下定决心改变哄睡方式时，应该如何做才能将孩子哭闹的时间降低到最少呢？下面我会介绍一些秘诀。

① 要先确定一个理想的哄睡方式。

② 在改变哄睡方式之前，要用简单易懂的语言告诉孩子："为了让你睡得更好，我们一起来练习一下新的哄睡方式吧。"以此表明妈妈的决心，即便是小月龄的孩子，也一定要用语言告诉他（她）。

③ 建议从白天的睡眠开始改用新的哄睡方式。

④ 一旦开始实行，就要坚持至少一个星期，千万不能轻易回到以前的模式。

⑤ 在实行新的哄睡方式的这一个星期中，要让孩子在白天比以前更多地活动身体、充分玩耍，为的是让他（她）在身体上感到疲倦。

⑥ 在这一个星期内，妈妈要有意识地增加和孩子的亲密互动，特别是在入睡前，一定要尽量多地传递给孩子这样的情绪："妈妈最爱你了！有你在身边，妈妈真高兴！"

⑦ 如果孩子开始慢慢接受新的哄睡方式，哪怕只有一点点进步，妈妈也一定要在第二天早上或入睡前对孩子说谢谢 。

正如第③条所述，我建议妈妈从白天睡觉时开始尝试新的哄睡方式。

但是，几乎没有孩子会从开始改变哄睡方式的那天起就乖乖入睡。先用新的哄睡方式坚持15分钟左右，如果孩子哭闹不止，不肯入睡，那就作罢，可以让孩子起来玩一玩，调整一下情绪。等孩子再次犯困时，再用新的方式哄孩子睡觉。但是妈妈千万不能因为孩子不肯睡，就恢复到以前的哄睡方式。

如此反复两三次后，孩子就会渐渐明白"妈妈是想用这种方式哄我睡觉"。

尝试新的哄睡方式的当天，孩子的睡眠作息也许会被打乱，但要相信以孩子的适应能力很快就能适应新的哄睡方式。

尝试新的哄睡方式的前三天，孩子肯定会哭闹得比较厉害。妈妈一定要重视第⑤条的让孩子在白天充分活动身体和第⑥条与孩子亲密互动的做法。特别是孩子一哭就六神无主的妈妈，在改变哄睡方式时，更要有意识地去试一试。

此外，无论是白天的睡眠还是晚上的睡眠，妈妈使用相同的哄睡方式，这对于孩子来说都更容易理解。当然如果采用不同的哄睡方式，孩子可能也会很快适应。

对于半夜的"梦话梦哭"，就如前文中所说的那样，妈妈不妨先静静地观察 2~3 分钟再说。

如果孩子在半夜彻底醒来，妈妈也要注意坚持使用新的哄睡方式哄孩子入睡。

妈妈的坚定意志很重要

我在前文介绍的通过改变哄睡方式减少孩子哭闹时间的秘诀，想必有不少妈妈会感到不解。但我建议大家照我所说的那样做。

在妈妈改变哄睡方式后孩子之所以会哭，是因为孩子希望妈妈继续用他（她）已经习惯的熟悉方式来哄睡。

因此，改变哄睡方式后孩子可能会持续大声哭闹。

面对哭闹不止的孩子，妈妈很容易心软，觉得孩子很可怜而放弃新方法，恢复到以前的哄睡方式，这也是新的哄睡方式很难成功的重要原因。

如果孩子哭闹不止，妈妈就恢复到以前的哄睡方式，那孩子会怎么想呢？他（她）会渐渐明白："只要我拼命地哭闹，妈妈就一定会答应我的要求。"

这样一来，下次妈妈哄睡时，孩子又会继续拼命地哭泣。

妈妈好不容易下定决心要尝试新的哄睡方式，可孩子一哭，就回到之前的哄睡方式，如此反复，孩子每次哭闹的时间会持续得更久。

这无论对妈妈，还是对孩子，都是非常受折磨的事情，而且会陷入恶性循环。妈妈经历过数次失败后，每次一听到孩子的哭声就会心烦意乱，更加不知所措。

为了切断这种恶性循环，可以尝试让爸爸代替妈妈来哄孩子睡觉。

如果妈妈的意志力不够坚定，总是频繁地改变哄睡方式，孩子也会因为不明白自己到底要怎样入睡而感到无所适从。

虽然我在前文中提到的哄睡方式可能乍一看会有点严苛，但只要妈妈能够彻底执行，反而是一种简单易行的做法。孩子也能从这个过程中逐渐接受妈妈不会再用以前的哄睡方式哄自己睡觉的事实。

虽说这种方式有点严苛，但也并不是要对孩子冷酷。希望各位妈妈不要误解这一点。

在改变哄睡方式的过程中，妈妈要对孩子表达满满的爱意，以此缓解孩子对新的哄睡方式的不安情绪，同时也要表现出温柔而坚定的姿态。

不要对孩子说"对不起",而要说"没关系"

即便是成年人,在适应新习惯的过程中都会心生不安,更别说孩子了。

那孩子真正适应新的哄睡方式需要多长时间呢?这会因每个孩子的个性而有所不同。有的孩子一天就适应了,也有的孩子要用一个月。

孩子哭闹的时间越久,妈妈心里就越会对孩子感到愧疚,觉得让孩子受这么多苦真是对不起孩子!

但是,"对不起"这样的词,是在做错了什么事情向别人道歉时才说的。

面对持续哭闹的孩子,如果妈妈一边说着"对不起",一边使用新的哄睡方式,那孩子就会觉得妈妈是在对自己做需要道歉的坏事。

而且如果总是觉得"对不起"孩子,妈妈也会觉得自己是在对孩子做一些坏事。这种想法越强烈,妈妈就会越痛苦。

既然妈妈是为了让孩子的睡眠质量变得更好,让他

（她）更健康地成长而决心改变哄睡方式，那就不要有心理负担，更不要觉得对不起孩子。

在改变哄睡方式的过程中，妈妈要给予孩子最大的支持和引导，让孩子尽快理解新的哄睡方式并慢慢适应。

如果妈妈对改变哄睡方式充满信心，那么孩子也会非常安心地配合妈妈。

因此，妈妈在实行新的哄睡方式时，不要对孩子说"对不起"，而是要表现出支持孩子努力的姿态，并告诉孩子："和妈妈一起慢慢适应新的哄睡方式吧！"这对于哄睡方式的改变是非常重要的。

当妈妈使用新的哄睡方式时，孩子难免会产生不安的情绪。这时，妈妈不是要对孩子说"对不起"，而是要缓慢轻柔地告诉孩子："没关系，妈妈在这里呢，不要怕！"

妈妈在反复对孩子说"没关系，没关系"的过程中，自己也会变得更加积极乐观。这样不仅能让孩子更快地适应新的哄睡方式，也能让妈妈减轻心理负担。

如果妈妈无论如何都摆脱不了对孩子的愧疚感，那不妨重新考虑一下，到底有没有必要改变现在的哄睡方式。

与其勉强改变，让孩子和自己都痛苦不堪，不如慢慢引导孩子养成规律的生活习惯，增加孩子白天的活动量。或许随着孩子慢慢长大，他（她）的睡眠质量也会变得更好，半夜醒来的次数也会逐渐减少。

如此一来，妈妈的育儿负担也会随之减轻，也不再需要改变目前的哄睡方式了。

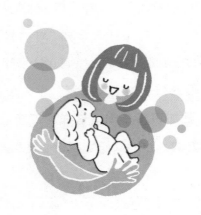

哄睡方式无法顺利改变时，妈妈应该怎么办

改变哄睡方式时，决心很重要。话虽如此，但在孩子的成长过程中，也确实有一些时期是无论如何也无法顺利执行的。比如开始翻身、坐立、爬行、走路等时期，如果妈妈想要在这些时期改变哄睡方式，那绝对是难上加难。

因为这些时期孩子的身体和大脑正在迅速发育，会出现喝奶次数暂时增加、睡眠变浅、不安情绪更加强烈，或是睡眠变得不规律等现象。

此外，孩子在 6~7 个月大的时候会进入认人期，这个时期开始认识到各种事物之间的差异，最明显的表现就是孩子变得非常黏妈妈。他（她）会对之前的哄睡方式显示出强烈的依赖感，如果在这个时期改变哄睡方式，会非常困难。

至于这种状态会持续多长时间，存在很大的个体差异，因此我也无法百分之百地断言，不过很多孩子会在 9 个月至 1 岁开始稳定下来。

妈妈在尝试新的哄睡方式一个星期后，如果孩子仍然无法适应，可能就是试行的时间不对。妈妈完全可以暂时放弃改变，恢复以前的哄睡方式。

如果妈妈发现孩子在一点一点地适应新的哄睡方式，就可以继续实行新方法，同时不要忘记对孩子传达自己的感谢之情。

为了避免给孩子带来不必要的不安情绪，无论是尝试新的哄睡方式，还是恢复到以前的方式，妈妈一定要当机立断，这一点至关重要。

如果被迫放弃改变，可以隔一个月再尝试一下。

有时候，即便妈妈选用之前未能成功的哄睡方式，但如果时机成熟，孩子可能就会顺利地适应。

还有一种情况是调整好孩子的生活习惯后，孩子已经不再夜啼，那就完全没有必要尝试新的哄睡方式了。

总之，在改变哄睡方式的问题上，妈妈不必操之过急。一定要根据孩子的成长情况、身体状况，以及对妈妈和孩子的负担轻重等条件，慢慢地、合理地进行，切不可强求。

养成这些习惯，让育儿更轻松

■ 每天抽出 5 分钟，享受属于自己的时间

无论怎么为孩子的睡眠问题而烦恼，孩子睡着以后，应该也能抽出短短的 5 分钟吧。妈妈可以尽情享受这属于自己的 5 分钟。在感到疲惫不堪时，或是急着做家务之前，有意识地为自己留出 5 分钟的放松时间。可以喝一杯喜欢的茶、看看时尚杂志、做做手工等。

与其让时间毫无意义地流逝，不如制造专属于自己的 5 分钟，这样妈妈也能过得更加充实。

■ 想想今天自己做得好的 3 件事

每晚睡前，或是和孩子亲密互动时，想想今天自己做得好的 3 件事。例如虽然很累但坚持把碗洗了，抽空运动了 10 分钟，给朋友打了个电话等，再小的事情都可以！妈妈要发现自己做得好的地方，而不是纠结于做得不好的地方，以此来表扬努力的自己，还可以对孩子提出表扬。

只要稍微改变一下每天的生活方式，育儿就能变得意想不到地轻松。

第 **5** 章

母乳和孩子
睡眠的关系

母乳喂养和奶粉喂养哪个更好

本章将重点讲述哺乳和孩子睡眠的关系，在内容上与前几章可能稍微有些重合的地方，但本章的讲解更为具体。

关于母乳喂养好，还是奶粉喂养好，妈妈们可能会有一些疑问。建议大家一定要好好阅读本章的内容。

听很多妈妈说，自从孩子改成奶粉喂养后，睡眠质量一下子好了很多。因此，有些一直坚持母乳喂养的妈妈也会因为期望改善孩子的夜啼而想改成奶粉喂养。

但在我看来，如果单单是为了缓解孩子的夜啼，就让孩子喝奶粉，这未免有些得不偿失。

为什么喝奶粉的孩子睡得好，吃母乳的孩子晚上会醒来好几次呢？这个问题从消化快慢的角度可以很好地解释。

母乳消化起来快，因此孩子很快就会因肚子饿而醒来。相信很多妈妈都听过这样的说法。

这也许有一定的道理。但我也曾听一些妈妈说，自从她们开始采取一些改善夜啼的方法后，母乳喂养的孩子也能睡得非常好。

我认为，母乳喂养的孩子之所以半夜醒来的次数会增多，比起消化问题，更重要的原因是妈妈不了解孩子的睡眠规律。

正如我在前文反复提及的，孩子的睡眠周期比成年人短，有时还会"梦哭"。孩子半夜哭泣是很正常的现象，并非每次夜啼都是有所需求。

奶粉喂养和母乳喂养的孩子半夜哭泣时，妈妈采取的应对方式是截然不同的。

奶粉喂养的孩子半夜哭泣时，妈妈首先会看看时间。如果发现离上次喝奶还没过多久，就不会喂奶，而是采用其他方法来哄孩子。因为消化奶粉所需要的时间更久，妈妈们都知道这一点，所以一般间隔 3 小时以上才会再给孩子喂奶。

那么，母乳喂养的孩子半夜哭泣时，妈妈是怎么做的呢？

妈妈一般都会按周围人所说的，孩子想吃多少就给他（她）吃多少。而且，因为无法准确掌握喂奶量，很多妈妈总是会担心母乳不够吃。即使孩子吃完奶睡着后过了 1 小时开始哭泣，妈妈也会因为担心孩子没吃饱而马上再给孩子喂奶。这样反复几次，孩子就会形成睡眠变浅时必然会醒来的坏习惯。

由此可见，奶粉喂养的孩子半夜哭泣时，妈妈会静静地等待孩子"梦哭"几声；而母乳喂养的孩子半夜哭泣时，妈妈很容易对孩子的哭声反应过度。

孩子每隔 1 小时就要哭几声，既不是因为母乳不足，也不是因为肚子饿。

孩子出生 2 个月后，妈妈就要有意识地控制晚上喂奶的次数，喂奶间隔应控制在 3 小时左右。

母乳分泌量容易变少的妈妈，可以一直保持晚上每隔 3 小时喂一次奶，直到孩子断奶为止。其实只要顺利度过孩子"梦哭"的时期，妈妈的负担就会减轻很多。

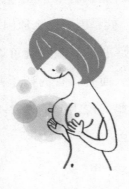

躺着喂奶，妈妈真的会更轻松吗

有些医生会建议产后妈妈在身体还没恢复之前半夜躺着喂奶，这样会让妈妈更轻松。

但为了让妈妈和孩子有更高的睡眠质量，我不太建议妈妈躺着喂奶。

不用起身就能喂奶，确实会更轻松。但正因为轻松，就很容易在孩子半夜哭闹时不经思考，马上给孩子喂奶。

这样一来，孩子很容易就会将哺乳与睡眠联系起来。按照每隔 40~60 分钟睡眠变浅的睡眠规律，孩子很自然就会醒来，妈妈不喂奶，他（她）就不睡。

这种情况，**孩子其实并不是肚子饿，而是将妈妈的乳头当成了催眠道具。**妈妈躺着喂奶之后，很多孩子晚上醒来的次数明显增加，就是因为这个原因。

躺着喂奶时，妈妈半睡半醒间就可以让孩子吃到母乳，这也是一大好处。而且，有的孩子并没有将睡眠和母乳联系起来，那么妈妈晚上只需喂 2~3 次奶，这样做确实能让妈妈轻松不少。

但是对于大多数孩子来说，只要妈妈躺着喂奶，他（她）半夜就会频繁醒来。因此，如果妈妈选择躺着喂奶的话，也要一直坚持夜间的喂奶次数不超过三次。千万不要让孩子养成晚上一哭就吃母乳的习惯。

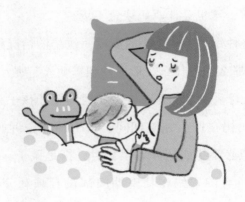

如何解决喂奶间隔短的烦恼

　　我常常在很多育儿书中看到这样的说法："孩子出生1~2个月，妈妈就能大致了解孩子的吃奶规律，自然形成每3小时喂一次奶的间隔。"

　　但实际上，很多妈妈在孩子出生四五个月时，还在每隔一两小时就喂一次奶。妈妈非常困惑孩子为什么吃奶会这么频繁，这也会让妈妈疲惫不堪。

　　我把这种每隔一两个小时就喂一次奶的情况称为"频繁哺乳"。那么，为什么会形成"频繁哺乳"呢？

　　为了让母乳顺利分泌，在开始时需要让孩子频繁地吮吸母乳。妈妈在产后住院期间，医生都会告诉妈妈要频繁喂奶。想必不少妈妈开始喂奶时，都是孩子一哭就喂。即使几乎所有的妈妈在住院期间都没有顺利分泌母乳，出院后也会保持频繁哺乳的习惯。

　　本来出院1个月左右时，母乳开始顺利分泌，就没有必要像之前那样频繁地喂奶了。但出院后很多妈妈都没有机会继续接受母乳喂养的相关指导，她们也就不知道是否应该继续频繁地给孩子喂奶，所以保持孩子一哭就喂奶的做法。

就这样，直到孩子已经四五个月大，不少妈妈还在频繁哺乳。这种做法不仅会让妈妈感到负担很大，对孩子也有诸多不好的影响。

孩子的胃是在吃进东西后不断舒张和收缩的过程中渐渐变大的。

如果妈妈频繁哺乳，每次进入胃部的母乳量就会非常少。于是，孩子还没有体验过喝足胃胀的感觉，就进入添加辅食的阶段了。

如果持续频繁哺乳，孩子就有可能吃不下太多的辅食，妈妈又该为孩子饭量小而发愁了。

而且，频繁哺乳还容易导致孩子频繁大小便。如此一来，孩子在一天之内感到不舒适的次数更多，哭闹的次数自然也会变得更多。

如果妈妈一直坚持"孩子一哭就喂奶"，就会造成孩子哭闹次数增多，继而喂奶次数进一步增多，慢慢地陷入妈妈频繁哺乳孩子经常哭闹的恶性循环之中。

如何预防频繁哺乳

那么，为了防止频繁哺乳的现象，妈妈应该怎样做呢?

关键在于妈妈不要孩子一哭就喂奶，而要弄清楚孩子哭闹的原因。

如果孩子哭闹并不是因为肚子饿，而是有其他原因的话，妈妈就不应该采用哺乳这种方式安抚孩子。换句话说，哺乳不应该成为让孩子停止哭闹的一种手段。

尽管如此，对于6个月内的孩子，妈妈确实很难判断其需要哺乳的时机。

下面推荐几种孩子在白天哭闹时，妈妈判断孩子是否需要哺乳的方法。妈妈不妨按照下面所给出的方法尝试一下。

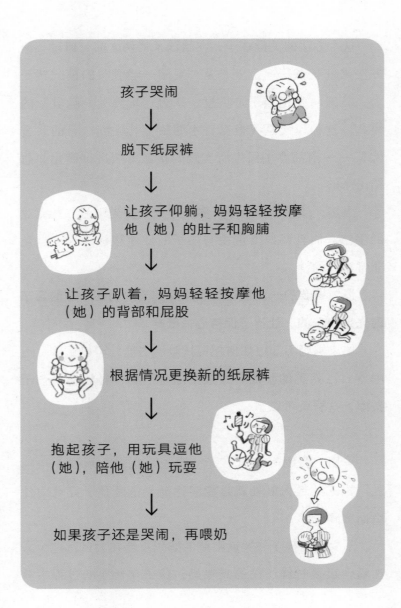

孩子哭闹

↓

脱下纸尿裤

↓

让孩子仰躺，妈妈轻轻按摩他（她）的肚子和胸脯

↓

让孩子趴着，妈妈轻轻按摩他（她）的背部和屁股

↓

根据情况更换新的纸尿裤

↓

抱起孩子，用玩具逗他（她），陪他（她）玩耍

↓

如果孩子还是哭闹，再喂奶

这个方法的关键在于，在给孩子喂奶之前，通过其他方法来安抚孩子。也就是从"哭闹→哺乳"的模式转变为"哭闹→安抚孩子（哄逗、抚触、玩耍）→哺乳"的模式。这种模式是我根据日本朋佑会札幌妇产科的名誉院长——南部春生医生所实践的抚触方法进行简化而总结出来的。

当然，如果给孩子做抚触，建议妈妈先学习一些专业的手法。而且妈妈要重视与孩子的肢体接触，这一点是非常重要的。

最为重要的一点是让孩子感受到与妈妈在一起的亲子时光是快乐的，让孩子保持心情舒畅。

如果妈妈不知道如何把握抚触的力度，可以试着一边唱着自己熟悉的童谣，一边跟随着节拍，轻轻地给孩子按摩，这样就可以了。

采用"哭闹→安抚孩子（哄逗、抚触、玩耍）→哺乳"模式的最大好处就是能够逐渐弄清楚孩子究竟为什么而哭闹。

不少以前孩子一哭就喂奶的妈妈反馈在尝试过这个方法后，很多时候还没等到喂奶，孩子在玩耍的过程中就停止哭闹了。

妈妈通过这样的哺乳经验，就能更深刻地体会到除了肚子饿以外，孩子哭闹的原因还有很多。慢慢地，妈妈就能更清晰地了解孩子哭闹的原因和时机了。

如果妈妈觉得孩子是真的饿了，那就可以跳过"安抚孩子（哄逗、抚触、玩耍）"的环节，直接给孩子哺乳。总之，妈妈不必过分纠结方法或顺序，而是要更多地关注孩子的真正需求，这样才能找到孩子哭闹的原因，防止频繁哺乳。

孩子出生 2 个月后，妈妈就可以在白天按照以上方法哺乳，晚上尝试每隔 3 小时安静地哺乳一次。这样尝试一段时间，哺乳间隔自然就会逐渐拉长。

总而言之，妈妈不要因为孩子一哭就方寸大乱，而是要冷静地观察，通过各种尝试，找到孩子哭闹的原因。这样就能防止频繁哺乳，只在孩子真正饿的时候给他（她）喂奶。

何时可以给孩子断夜奶

　　刚出生不久的婴儿半夜会吃好几次奶，这是很正常的事情。而且为了母乳喂养更顺畅，夜间暂时频繁哺乳是非常重要的。

　　那么，何时可以给孩子断掉夜奶呢？

　　孩子断夜奶的时间因人而异。有些孩子早在两三个月的时候就能一觉睡到天亮了。不过，**为了刺激母乳的分泌，延长母乳喂养的时间，在孩子 0~6 个月期间，妈妈还是要尽量保持每晚喂奶两三次。**

　　大多数孩子在满 6 个月后，随着辅食的添加量不断增加，就渐渐地不再需要夜间哺乳了。这是因为孩子开始吃辅食后，不仅晚上更抗饿，更重要的是孩子适应了"白天活动，晚上休息"的昼夜规律。

　　人体内的生物钟主是要靠太阳光来调节的。而最近的研究还发现，人体的肠胃也有自己的"生物钟"。例如，对昼伏夜出的老鼠，仅在白天投放饵料的话，一段时间后，它就会转变为白天活动，改变原先昼夜颠倒的作息。

同样的，孩子在出生 6 个月后，体内的生物钟就会开始正常发挥作用。但如果妈妈采取夜间频繁哺乳的方式，就会出现白天哺乳次数减少的现象，孩子便可能出现昼夜颠倒的作息状态。

有些孩子自然而然地不再半夜醒来，一觉睡到天亮，如果孩子仍会半夜醒来，那么从满 4 个月开始，妈妈就要有意识地慢慢将夜间哺乳的间隔延长到 3 小时以上，并将日间哺乳作为重点，尽量在白天给孩子充分地喂奶，避免晚上频繁喂奶。

有些妈妈认为早早地给孩子添加辅食，就能让孩子睡个好觉，其实这种观点是不正确的。 孩子并不是因为开始吃辅食才睡得好，而是因为体内的生物钟开始正常地发挥作用，才使得孩子夜间的睡眠时长变长。

据研究表明，过早地给孩子添加辅食，孩子罹患特应性皮炎等过敏症的概率会大大提高。 这点要特别注意。

选对时间，让妈妈夜间哺乳更轻松

下面我将介绍一些让妈妈们夜间哺乳更轻松的秘诀。

出生未满 6 个月的孩子在夜间几乎都需要 1~3 次的哺乳。

孩子在月龄尚小的时候，即便是晚上睡着后，也会因为肚子饿，大约每隔 3 小时就醒来一次。这一点妈妈们可以参考第 3 章的 0~1 个月婴儿的安睡时间表。

假设妈妈给孩子喂完奶后，在晚上 7 点左右哄孩子入睡，那么孩子下一次因为肚子饿而醒来的时间应该在晚上 10 点左右。之后分别是次日凌晨 1 点和凌晨 4 点，再接下来就是第二天早上了。也就是说，夜间有这三次哺乳时间。

像这样，夜间哺乳三次的情况可能会持续两三个月。

妈妈的体力在产后一个月已基本恢复。这时有的妈妈可能不再和孩子一起睡了，而是把孩子哄睡着之后，拥有一点属于自己的时间。

这样的话，妈妈自己上床睡觉的时间就变得尤为重要。如果妈妈没有计划好自己的入睡时间，就会出现自己刚要昏昏欲睡就被孩子的哭声吵醒的情况。相信没有什么比自己刚睡着就被吵醒更难受的事情了吧。

为了避免这种状况出现，我建议妈妈这样做：**在把孩子哄睡之后，妈妈自己先不睡，而是等孩子下一次肚子饿而醒来时给他喂奶，喂完奶之后再和孩子一同睡下。**

总而言之，就是在晚上 7 点让孩子睡下，妈妈先不睡，等到孩子下一次肚子饿而醒来的晚上 10 点喂奶后，再同孩子一起睡下。

这样一来，只是作出了一点点的改变，就减少了一次妈妈必须被迫醒来哺乳的负担。**虽然只是少一次，妈妈也会感觉轻松不少。**

这个办法还能让妈妈充分了解孩子喂奶的间隔和成长发育情况。我建议各位妈妈一定要试一下。

尝试了以上方法之后，妈妈就会发现，从睡前最后一次哺乳到下一次孩子需要夜间哺乳的时间间隔，会随着月龄的增长而延长，基本会从 3 小时逐渐延长至 5 小时乃至更长。

如果孩子晚上 7 点入睡，下次哭闹醒来是凌晨 12 点的话，就说明哺乳后孩子可以保持 5 小时不空腹的睡眠时间。那么，在下一个 5 小时的时间里，如果孩子多次醒来哭闹，就很有可能是"梦话梦哭"。

同时，妈妈也能知道 5 小时后的次日早上 5 点，孩子有可能会因为感到肚子饿而醒来。

当然，孩子不是机器人，每个孩子都有各自的特点，不会完全机械地保持这个作息时间。

孩子每天的活动量、母乳的摄入量等都会造成孩子当日肚子饿的时间产生很大差异。

不过，这种办法至少可以为一些妈妈们分辨孩子半夜醒来是否因为肚子饿提供一定程度上的参考。

当不知道孩子究竟是在"梦话梦哭"，还是"肚子饿哭"的时候，别忘了还有这个方法！

夜间哺乳困难的妈妈该怎么办

　　有些孩子虽然白天吃了三次辅食，但夜间哺乳的时间间隔还是和以前一样，并没有变长。而且，对于高龄妈妈来说，即便晚上只需哺乳一两次，也会觉得吃不消。这些情况下，妈妈可能就需要考虑给孩子断掉夜奶了，也就是夜间断奶。

　　夜间断奶的方法有很多，我在这里想要强调的是无论妈妈采用哪种方法，都一定要明确地告诉孩子："妈妈要给你断夜奶了。"

① 夜间入睡前最后一次哺乳结束后，可以在非常放松的环境下，一边给孩子做抚触，一边用简单易懂的语言，温柔地反复对孩子说："晚上不吃奶了哟，没有奶哦！"

② 如果半夜被孩子的哭闹声吵醒，也要温柔地对孩子说："晚上不吃奶了哦，妈妈要睡觉了，宝宝你也快睡吧。"然后轻拍孩子的背部或用其他方法引导孩子再次入睡。

③ 如果孩子稍稍适应，夜间哺乳的间隔变长了，第二天早上妈妈一定要对孩子表达自己的谢意："妈妈昨天晚上睡得特别好！谢谢宝宝！"

妈妈采用以上方法后，有些孩子可能很快就能断掉夜奶，但也有些孩子无论如何也不能断掉夜奶。

如果尝试了一个星期后，夜间哺乳的时间间隔还是没有拉长，可以像改变哄睡方式时一样，过一个月后再尝试使用这种断夜奶的方法，或者干脆试着将白天和夜间的哺乳都停掉。

不过，**如果妈妈希望尽量延长母乳喂养的时间，还是不断夜奶为好。**

当哺乳间隔超过 3 小时，就可能会出现乳汁分泌量急剧减少，或罹患乳腺炎，母乳味道变淡，孩子不再愿意吃奶等情况。

因此，夜间断奶需要根据孩子夜晚哭闹的程度，妈妈夜间哺乳的负担、母乳的情况，以及妈妈自身对母乳喂养的看法等因素进行综合考虑。建议妈妈根据自己和孩子的具体情况进行判断。

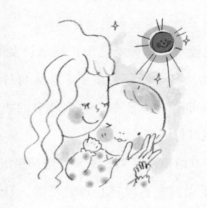

断奶后孩子会好好睡觉吗

　　将睡觉和哺乳紧密联系在一起的孩子，往往会出现一断奶就能睡得比较好的现象。

　　近年来，"母乳喂养"的主流观点认为妈妈应该根据孩子的需要，顺其自然地断奶。以前那种主要考虑妈妈的情况而给孩子断奶的观点已经被抛弃。

　　在这种主流观点的影响之下，越来越多的妈妈认为，如果自己主动给孩子断奶，孩子未免太可怜了，感觉自己就像做了坏事一样。于是，越来越多的妈妈认为有义务将母乳喂养进行到底。

　　以前在 1 岁给孩子断奶是非常普遍的情况。这实际上意味着在孩子 1 岁左右时停止母乳喂养，从营养层面来说，并不会对孩子造成什么不好的影响。

　　而且，母乳喂养并不只是为了孩子，母乳喂养其实是妈妈和孩子之间的一种交流形式，在这个过程中妈妈和孩子能够良好地互动与沟通。

　　如果妈妈母乳喂养时闷闷不乐、烦躁不安，不仅会导

致母乳分泌量减少，而且坏的情绪还会影响孩子，那还不如下定决心给孩子断奶。这样妈妈和孩子都能睡得更安稳，相处时也会更开心，这对孩子的情绪和发育也更有益处。

为避免误会，在这里我想强调一点，我并不建议妈妈尽早给孩子断奶，其实我自己也是一个希望能够尽可能延长母乳喂养时间的妈妈。

然而，**我希望各位妈妈不要单纯地以周围人的价值标准来看待母乳喂养，而是要遵从自己内心的想法作出判断。**

有的妈妈在孩子 1 岁时就断奶了，而有些妈妈坚持母乳喂养到孩子 3 岁。我们并不能以此为标准来判断哪位妈妈做得更好，哪位妈妈做得不够好。

只要是妈妈自己慎重考虑作出的决定，那就是最好的决定！

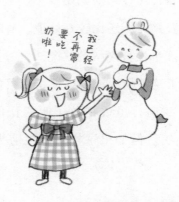

夜间哺乳的间隔时间突然变长
可能会引发乳房疾病

如果一直以来，妈妈都是以每小时一次的频率给孩子喂奶，现在突然发现按照改善孩子夜啼的做法实践安睡时间表之后，夜间哺乳的间隔一下子拉长到了 5 小时以上，3 天后孩子甚至能够一觉睡到天亮。这种现象并不少见，而孩子的这些变化也不得不让人感到吃惊。

乍一看这确实是可喜的事情，但实际上，对于妈妈来说这未必是一件好事。

夜间哺乳的间隔时间变长后，很容易造成乳汁分泌失衡，晚上妈妈更容易出现乳房肿胀或者因为乳汁大量外溢而导致被子衣物变得黏黏糊糊的现象。因此，妈妈需要提前做好准备，可以贴溢奶贴或垫块毛巾，防止溢奶。

如果只是溢奶，那还比较好处理，有时候还会出现妈妈因为乳房胀痛半夜被疼醒的状况。

要是出现了这种情况就要谨慎，有可能是罹患乳腺炎的危险信号。这时，虽说把孩子叫醒让他（她）吸奶是最好的解决办法。但如果这样做，之前为缓解夜啼而做的各种努力就白费了。**因此，当妈妈感觉乳房痛时，一定要借助吸奶器马上排空乳房。**

将乳房内的乳汁排空后，身体就会慢慢适应这样的产奶频率。此外，妈妈吸奶时要重点按压有硬块的部分，直到乳房不再胀痛或酸胀感消失。

如果妈妈患上乳腺炎，不仅会乳房疼痛，还会出现因发烧而昏昏欲睡的情况。因此，在夜间乳房肿胀的情况完全消失之前，妈妈一定要做好乳房保养。**即便是到了给孩子断夜奶或彻底断奶的时间，也要尤其注意保养好乳房。**

如果出现乳房一直疼痛不已，或者感觉乳房发热等现象，要尽快去附近的医院就诊。

孩子夜啼，爸爸能做些什么

当孩子半夜哭闹不止、妈妈束手无策时，爸爸能做些什么呢？爸爸能够做到的就是不影响孩子的睡眠和做妈妈坚强的后盾，这两点都非常重要。

● 影响孩子睡眠的行为

□ 下班回家后把睡着的孩子弄醒，让孩子和自己一起玩耍。

□ 晚上 9 点下班到家后给孩子洗澡。

□ 在孩子睡觉前和孩子玩得不亦乐乎，让孩子情绪过度兴奋。

● 能够稳定妈妈情绪的行为

□ 工作上再忙再累，也要抽时间陪妈妈说会儿话。

□ 孩子半夜哭闹得再厉害也不要生气。

□ 主动分担家务活，让妈妈多休息。

□ 偶尔让妈妈出去走走，给妈妈独处的时间。

□ 孩子不需要哺乳后，爸爸可以承担哄孩子睡觉的职责。尤其是在夜间断奶期间，爸爸应当成为妈妈强有力的帮手。

我自己也是一位妈妈，这些都是我站在妈妈的角度考虑的意见，希望各位爸爸能够读一下这一页的内容！这不仅可以让爸爸了解为人母的艰辛，还可以让爸爸更好地参与育儿，感受和孩子亲密相处的亲子时光。

第 6 章

夜啼是孩子
发出的信号

育儿不是妈妈一个人的事情，妈妈请不要独自烦恼

在这里，我想和大家分享一下我作为妈妈亲身经历的一些感悟，以及后来在为各位饱受夜啼之苦的妈妈出谋划策过程中的一些心得体会。

妈妈们有没有压抑着自己烦躁、无助的情绪，一个人努力、孤单地育儿呢？

没有周围人的帮助，光靠妈妈一个人是很难完成育儿工作的，请别独自烦恼。

除了孩子爸爸的帮助，让爷爷奶奶、外公外婆和周围的人参与到育儿中来也是非常重要的。妈妈不必把育儿当作自己一个人的事情，当遇到困难或烦恼时，一定要勇敢地迈出向周围人求助的第一步。

我想，孩子的夜啼就是在用哭声告诉妈妈：在亲爱的妈妈内心崩溃前，一定要勇敢地向身边的人求助。

希望各位妈妈在读过这本书后，不再孤军奋战，让其他家人都参与到育儿中来吧。

现在，不少家庭中的老人住得都很远，而且还有很多

是单亲妈妈。在这种情况下，妈妈也可以向亲属以外的人求助。

说到求助，相信不少妈妈首先想到的就是接受专业人士的育儿指导。但这种场合下妈妈很难放松心情和别人沟通，迈出这一步极其艰难。

其实还有很多能够轻松给予我们帮助的人。我建议各位妈妈不妨去附近的婴幼儿按摩室、婴幼儿游泳馆、亲子瑜伽馆等转转，认识一些有相同经历的妈妈。还可以去参加妇幼医院、社区医院举办的一些免费的育儿课程，或者上网搜索一些其他人的育儿经验。

从只有自己和孩子两人的生活向外迈出一步，就能认识更多的人，而这些人很可能会在今后的育儿中助自己一臂之力。

孩子夜啼，说不定会成为我们脱离一个人孤单育儿、独自努力的好契机。

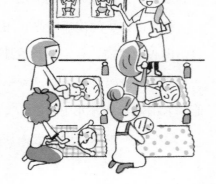

在育儿过程中，妈妈要和爸爸坦诚交流

妈妈为孩子的夜啼问题心力交瘁，受尽折磨，可爸爸却一无所知，这种情况有很多。

有时候孩子一晚上哭闹好几次，爸爸却在身旁呼呼大睡。看着他那张轻松的睡脸忍不住火冒三丈，相信每位妈妈都有这样的体会吧。

其实，爸爸对孩子的哭声一无所知而呼呼大睡，并不是因为爸爸把育儿责任全部交给妈妈，自己毫不关心孩子，也不是因为爸爸自己想睡觉，不想管孩子。

最大的原因是，爸爸真的没有听到孩子的哭声。

妈妈可以试着问问爸爸："昨天夜里孩子哭了好几次，你知道吗？"估计所有爸爸都会一脸惊讶地回答："啊？是真的吗？"

妈妈对孩子的哭声很敏感，主要是因为怀孕分娩对体内的激素平衡产生了影响，妈妈的睡眠也变浅了很多。

为了能够时刻守护孩子，妈妈的身体已经变得能够快速察觉孩子的异常变化。但是爸爸并没有这样的身体变化。大部分爸爸完全听不到孩子的哭声，也无法体会妈妈夜晚照顾孩子的辛劳。

由于这种男女身体构造上的差异，导致妈妈在晚上经常无法安心睡眠。而且这种差异不仅体现在孩子的夜啼问题上，还会贯穿整个育儿过程。

爸爸基本不能理解育儿过程中妈妈的感受。因为不理解，所以很多爸爸认为，妈妈只是精神紧张，才过分在意孩子的一举一动。**如果妈妈一味地期待着那个"袖手旁观"的爸爸能够有一天突然醒悟，体会到自己育儿的辛苦，那只会让自己烦闷不已。**

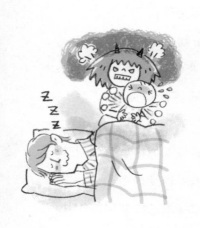

育儿如何辛苦？妈妈希望得到什么样的帮助？即使爸爸想要努力去体会，但由于男女身体构造的本质区别，他们自己可能是想不到的。况且，即便每天都和孩子待在一起，对于孩子的一些表现，妈妈也未必都十分清楚。

相比妈妈，爸爸和孩子的相处时间一般会更少，特别是刚出生的小婴儿对于爸爸来说几乎就是个外星人。因此，有时候爸爸不去管孩子，不关注育儿的事情，可能是因为他觉得自己不了解孩子而感到不安吧。

想让爸爸在育儿过程中帮助自己时，妈妈一定要告诉爸爸需要他具体做些什么，应该怎样做。

妈妈要耐心地告诉爸爸应该如何照顾在他眼中如同外星人的小婴儿。

有些爸爸自尊心很强，可能不好意思向妈妈请教。教会这样的爸爸照顾婴儿的要诀就是做好"不重复请教也能让他搞懂"的准备。比如，希望爸爸学会给孩子换尿不湿时，妈妈可以给爸爸示范尿不湿的具体换法，然后简单提醒爸爸"尿不湿的包装袋上也有写呢"。这样下次他不会的时候就会想着自己看包装袋上的说明。

妈妈还可以把照顾孩子的方法写在纸上，或把通俗易懂的育儿书放在显眼的地方。

告诉了爸爸具体方法后，爸爸在实际操作时，妈妈就不要再事无巨细地一一叮嘱了，这一点非常重要。如果妈妈连细枝末节都要插嘴去管的话，会让爸爸有种被监视、不被信任的感觉。相信无论是谁遇到这样的情况，都会产生抵触心理吧。

可能有时候妈妈会因为爸爸的手法笨拙危险而心生不安，但也请放手交给爸爸去做。

这样一来，就像曾经的新手妈妈一样，爸爸在不断摸索之后渐渐就能学会如何更好地照顾孩子。

妈妈也可以用同样的方法教爸爸学会如何冲奶粉、如何陪孩子一起玩等。

总之，妈妈在日常生活中要有意识地多创造爸爸和孩子共处的机会。

如果妈妈觉得爸爸哄孩子已经得心应手了，就可以在不需要给孩子喂奶的一两个小时内把孩子交给爸爸，自己一个人出去走走或者做一些自己想做的事情。如果时间比较富裕，妈妈还可以去附近的理发店或美容院做个头发或者按按摩，让自己好好地放松一下。

总之，为了让爸爸顺利地参与到育儿中，妈妈可以和爸爸坦诚沟通。与其苦等爸爸突然醒悟，不如从一开始就明确地告诉爸爸具体需要他做些什么。

"谢谢"是有魔力的词

　　明确地告诉对方自己需要何种帮助，从某种意义上来说，这和我们在工作上和他人对接业务是一样的。在育儿过程中，妈妈也可以采用这种方法和爸爸轮流带孩子。

　　如果妈妈和爸爸在育儿上能做到无缝对接，育儿就会变得轻松不少。

　　还有一种更轻松的方法，而且我觉得这个方法也许更重要，那就是**传达妈妈的心情和感受**。

　　现在，越来越多的爸爸也参与到了育儿当中。但是很多妈妈会觉得爸爸参与育儿并不是在帮自己的忙，这本来就是爸爸该做的事情。于是，妈妈越来越少对爸爸表达感谢。

　　有些妈妈还会觉得，爸爸只是做了他应该做的事情，连这都要跟他说谢谢的话，那也太奇怪了。她们会认为，如果对爸爸说谢谢，就会给爸爸一种"育儿本来就是妈妈应当承担的责任，爸爸是出于好意才帮忙"的错觉。

　　换位思考一下，如果全职妈妈辛苦做家务，是否得到丈夫的理解与感谢，妈妈对待家务的心情也会完全不同。

全职妈妈每天把家里打理得井井有条，如果丈夫能经常对自己说："谢谢你为了这个家每天如此操劳。"想必妈妈一定会十分感动。

爸爸也一样。虽说带孩子也是他的责任，但如果妈妈能跟爸爸说一句："谢谢你和我一起带孩子，理解我初为人母的辛苦。"想必爸爸也会非常开心。

得到来自他人真诚的感谢，我想没有人会不高兴的。

因此，不管爸爸在育儿过程中能够分担多少，妈妈都要发自内心地对爸爸说声"谢谢"。而且，**不要只在心里默默地感谢，一定要大声地说出来**。

这样一来，在日常生活中，夫妻间会互相体谅，彼此感恩，感情也会因此变得更加亲密。

以前不怎么帮忙的爸爸也会更加积极主动地参与育儿和家务。对家人说谢谢，也会收到来自家人的感谢，这样就能形成彼此感恩的家庭氛围。

不管自己有没有意识到，人都会不断地接收自己关注的信息。

"你必须学会这个""为什么不帮忙""为什么别人家

的爸爸什么都能做"，如果妈妈只关注一些爸爸不会做的事情，或者帮不上忙的事情，或是只在意一些令人烦恼的消极方面，烦恼反而会越来越多。妈妈要多关注一些能带来正向反馈的事情，比如，对爸爸说"谢谢你陪在我身边""你能帮我的忙，我真高兴""和你在一起，我真的很快乐"等。

只要妈妈平时有意识地关注一些积极的事情，就能发现生活中很多令人愉快的事情，就会不断增进夫妻之间的感情。

而且，不仅要对爸爸说谢谢，对孩子也要表达感谢之意。

"谢谢你出生在我们家""妈妈好喜欢你"等这些感受不要只停留在自己心里，请大声地说出来。即便小婴儿还无法完全理解妈妈说的话，但是通过这样的表达，他（她）一定能够深切地感受到妈妈对自己的爱。

在睡眠方面，妈妈可以多关注一些孩子能够做到的事。比如告诉孩子"宝宝今天晚上睡得比平时时间长了点哦，妈妈真高兴""宝宝昨晚很快就睡着了，真是帮了妈妈大忙呢。谢谢你"。

刚开始的时候，也许没有这种意识，会很难做到，但习惯了之后就会逐渐只去关注那些好的方面。这样一来，无论是夫妻关系，还是亲子关系，都会变得越来越好。

而且更重要的是，妈妈对自己也会变得越来越温柔。

之前妈妈可能只看到自己的缺点，觉得自己这也做不好，那也做不好，还会给自己贴上一个"不称职"的标签。但现在，妈妈会开始感谢自己，对自己说"我今天很努力啊"。

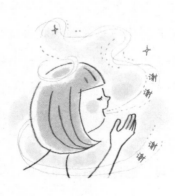

能够增进亲子感情的小习惯

为了改善孩子夜啼的问题，我不仅从医学的角度寻找办法，还非常重视心理问题。结合为人母的亲身经历，我也会从职业角度帮助在育儿过程中遇到问题的妈妈。

我在前文中提到过，我女儿夜啼持续了半年之久，一直到她快满 1 岁时，夜啼才有所好转。

我终于有心情开始从容冷静地观察孩子。那时候我才注意到，我女儿不怎么爱笑，而且也不爱说话。

更让我受打击的是，女儿白天哭闹的时候几乎也从来不会找我。她只会躲在房间的角落里，抱着自己心爱的布娃娃，一边颤抖似的哭泣，一边盯着我。一个才刚满 1 岁的小女孩居然这样哭泣！

我一直很自责，觉得孩子不能完全信任我，是我自己没有好好地养育女儿。

但是，**在和女儿修复信任关系的过程中，我渐渐发现事情完全不是我所想的那样。**女儿哭泣时不过来找我，并不是在责怪我，而是在责怪她自己，因为她认为哭泣的孩子不是好孩子。

每个孩子都全心全意地爱着自己的妈妈。孩子会认为是自己不好才没有得到妈妈的爱。明白了这一点之后，我忍不住泪如泉涌。

我这才清醒过来，一直以来自己和孩子相处时那种焦虑不安的情绪、眉头紧锁的表情，曾给女儿带来了多大的伤害。

好在女儿两岁半的时候，我幸运地找到了合适的方法修复了和女儿的关系。现在女儿刚过三岁半，我可以非常自信地告诉大家：我和我女儿之间的感情已经牢不可破！

即使信任关系被破坏了也还是能够得到修复的。但如果可能的话，我还是不愿意同样的事情发生在饱受夜啼折磨的各位妈妈和孩子身上！出于这样的想法，现在我在和各位妈妈沟通时，不仅会关注孩子，同样也会重视起妈妈的感受。

发展心理学认为，婴儿通过获得周围人的积极回应来培育基本的信任感，这种基本的信任感来自"自己被这个世界所接纳"的感受和体验。

总之，为了让孩子在充满安全感的环境下茁壮成长，

妈妈对孩子发出的各种信号作出积极回应是非常重要的。

孩子笑，妈妈就回之以微笑；孩子哭，妈妈就耐心地抚慰。

这些小小的习惯能有效地增进妈妈和孩子之间的感情。而且这些事情并不是什么很难的事，甚至可以说是些理所应当的事。

但是，当妈妈为孩子的夜啼心烦意乱时，恐怕不少妈妈会如曾经的我一样，就连这种理所应当的事都做不到。

当妈妈烦恼郁闷，对孩子发出的信号无法给予积极回应时，就想一想"该怎么做才能让自己心情好一些"，然后试着去做一些能够让自己高兴的事。

有时候和孩子分开一会儿，妈妈的心情就能很快平复下来。找到能和孩子一起嬉戏玩闹的游戏也是一个好办法。

比起孩子的夜啼能否得到缓解，我认为**妈妈更应该思考的是如何做才能开心地养育孩子。**

接受孩子哭闹，育儿会更轻松

　　妈妈绞尽脑汁地安抚孩子，可孩子还是哭闹不止。这时妈妈会是什么样的心情呢？

　　越来越烦躁；变得焦虑不安；没能让孩子停止哭闹，感觉会被人责备；焦急地想要让孩子停止哭闹……想必各种各样的感受都会涌现出来吧，而且基本都是消极负面的情绪。

　　那妈妈为什么会产生这些负面情绪呢？

　　孩子的哭声本来就是为了告诉妈妈自己处于危险的环境中，想让妈妈保护自己。因此，孩子会用令人最不愉快但最容易引起妈妈注意的声波频率发出哭闹声。

　　从心理学角度来说，妈妈在孩子哭闹时产生负面情绪的原因之一是妈妈自己在年幼时，一直压抑自己的情绪，没有尽情向父母哭泣撒娇而博取父母的宠爱。在这种情况下，妈妈内心的"幼儿"就会对一直哭闹不止的婴儿产生一种嫉妒和生气的情绪，而且这种负面情绪会直接影响妈妈的心情。

总之，当孩子哭闹不止时，妈妈会莫名地烦躁，或者感到强烈的不安，在某种程度上是无可奈何的事，并不是因为妈妈缺乏母爱。

那么，孩子到底为什么会啼哭不止，让自己最爱的妈妈饱受折磨呢？

有研究学者告诉了我们答案，他们是在荷兰格罗宁根大学任教的弗兰斯·普洛伊和赫蒂·范德里特博士夫妇。这两位学者潜心研究近三十年，在阐述母亲与婴儿关系的著作《了解 0 岁孩子心里的秘密》中，把婴儿啼哭不止、母亲束手无策的原因归结为"迈向成长的阶段"。

从出生到 1 岁之间，婴儿会经历 8 次这种"迈向成长的阶段"。在 1 岁之前，孩子一定会有 8 次心情很糟糕哭闹不止的时期。

之所以说成长的阶段会成为孩子哭泣的原因，是因为对婴儿而言，成长本身会带给他们很大的震撼。

婴儿并不是按照固定的步调成长发育的，而是快速成长和缓慢成长交替进行的。

在快速成长期，婴儿一个晚上就要体验翻天覆地的变化。比如，前一晚还只能看到距自己 20 厘米的物体，可一觉醒来就能看到前方 1 米范围内的物体了，而且能看到各种各样的颜色了。

对于成年人来说，"成长"这个词是非常正面积极的。但对于小婴儿来说，成长体验大概是一种突然被扔到大海里的感觉，内心充满了孤独和恐惧。

对于婴儿而言，"成长"带来的并非喜悦，而是一种强烈的不安。一旦我们了解了这点之后，想必各位妈妈就能理解为什么有时候无论怎么安抚，孩子都啼哭不止了。

那么，对于处于强烈不安中的婴儿，妈妈应该如何给予照顾呢？

试想一下，各位妈妈在内心不安想要哭泣的时候希望丈夫为自己做些什么呢？是希望得到丈夫的安慰，劝自己不要哭？还是给自己一块最爱吃的蛋糕，分散一下注意力？或者陪自己看看搞笑节目，让自己心情舒缓一下呢？

可能即便丈夫为自己做了这些事情，我们也很难从不安的情绪中走出来。

其实，我们最希望丈夫能够感同身受，静静地待在自己身边温柔地拥抱自己，接纳自己的坏情绪，对自己说：

"我知道你现在很难受。没事的，我会一直陪在你身边。"

孩子也是一样的。孩子并不希望妈妈费尽周章地让自己停止哭泣。他（她）更希望在妈妈身边尽情地哭泣。这时妈妈一声温柔的"没事的"一定最能安抚孩子吧。

有时候孩子并不想停止哭泣，只是希望尽情地哭个够。因此，妈妈一定要接纳孩子的这种不安情绪。而且要明白，当孩子哭个不停时，除了肚子饿了、尿布湿了、身体不舒服、想让妈妈陪陪自己等，还有这样的原因——只是单纯地想哭个痛快而已。

别再固守那种"不能让孩子哭"的观念了，哭和笑一样，都是孩子表达内心想法与情绪的形式。

一旦自然而然地接受孩子的哭泣，而不是消极否定，妈妈所有的焦虑、不安、烦躁都会减轻很多，育儿也能真正变得轻松。

妈妈觉得好就是最好的

在育儿过程中，妈妈总会面临一些难以抉择却又不得不做出选择的情况。就像有时候某些专家说这个方法好，其他专家又说这个方法不好，让人不免纠结：到底哪个方法好？

是奶粉喂养好还是母乳喂养好，就是一个典型的例子。母乳喂养的好处有很多，而且这些好处都是众所周知的。但奶粉喂养是好是坏，专家们的意见分歧却很大。

有人说："奶粉是妈妈实在没有母乳时的替代品，不能轻易给孩子喝。"也有人说："喝奶粉的孩子照样能长得很好，没必要拘泥于母乳喂养。"

有些儿科医生和妇科医生提出了孩子喝奶粉也未尝不可的观点，却遭到提倡母乳喂养的人的猛烈攻击："肯定是拿了奶粉公司的回扣！"

那么，母乳喂养和奶粉喂养，妈妈到底应该选择哪一种呢？

我觉得综合专业人士的意见，用哪种喂养方式都行。因此，**各位妈妈只需按照自己的想法进行选择即可。**

不过，在作出选择之前，妈妈应当对两种方式的优缺点都要有一定程度的了解。所谓的"哪种喂养方式都行"绝不是指随便选一种喂养方式。我想强调的是，**只要妈妈考虑到孩子的健康成长以及切实的状况，并做了详细的调查，是深思熟虑之后得出的结论就是可行的。**

如果是妈妈充分考虑了孩子的需要而选定的方式，那这种方式无论对于妈妈还是对于孩子而言都是最好的。妈妈没有必要纠结和后悔。

在给孩子体检时，或是亲戚聚会时，可能周围人会对妈妈的最终决定指指点点。但是，这个世界上为孩子考虑最周全的、最了解孩子的莫过于妈妈。

其他人可能没有考虑太多，只是随口说说而已。过后，他们甚至很快就会忘记自己说过的话。

如果是能够设身处地替妈妈着想的专家的意见，妈妈还是有必要听一听的。但是对于一些完全不清楚状况的人所说的话，妈妈完全没有必要放在心上。**妈妈要对自己的判断有信心。**

诚然，没有妈妈在孩子一出生就对育儿这件事有足够的自信，自信是妈妈在建立自己的育儿标准（育儿目标和育儿方式等方面）的过程中慢慢树立起来的。而这种育儿标准是在妈妈和孩子朝夕相处的过程中，通过各种尝试反复总结出来的经验。

因此，一个产后不久的新手妈妈在育儿方面缺乏自信，也是非常正常的。

妈妈在一点点建立起自己的育儿标准后，就能慢慢树立起自信，育儿也会变得越来越轻松。这也就是为什么妈妈在养育第二个孩子时，要比养育第一个孩子轻松、容易得多。

而在建立育儿标准的过程中，有时候难免会遭遇挫折或重击，甚至有时候需要重建育儿标准。妈妈也无须把这些挫折放在心上。

如果育儿标准过于死板，便会很难一直执行下去。而且过分执着也会让妈妈痛苦不已。

因此，妈妈不妨根据自己和孩子的实际情况，权衡利弊后，建立让自己舒适、对孩子也好的育儿标准。

这样，妈妈才能在育儿过程中更加轻松与快乐，从而培育出一个健康快乐的孩子。

　　如果实在难以选择，妈妈还可以和爸爸一起商量，这样也能有效缓解心中的不安。

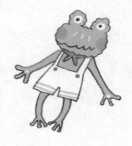

顺其自然不强求很重要

就我自己的育儿经验而言，我的育儿标准就是顺其自然。

由于我自己小时候一直饱受特应性皮炎的折磨，所以特别不想让我的孩子也经受这种痛苦。

特应性皮炎的病例在最近几十年间突然激增。虽然说有各种各样的原因，但据说最基本的还是食品添加剂的使用和外部环境的变化等非自然因素导致的。

因此，我在养育孩子时就非常追求"纯天然喂养"。

一开始，我给自己设定了各种条条框框，必须有这个、必须这样做，并严格执行。比如，坚持母乳喂养、使用棉质尿布、不涂药不吃药、禁食食品添加剂多的零食和果汁等。

因为有了这些标准，所以我常以某种方法是否合乎自然的视角去思考解决孩子夜啼的对策，从而摸索出新的改善孩子夜啼的方法。但这种严苛的育儿标准也让我非常痛苦。

后来，我在思考为什么自己不能发自内心地享受有宝宝的生活这个问题时，发现可能是因为自己过分执着于这些严苛的标准，而把自己一直禁锢在"必须有这个、必须这样做"的条条框框里。

这样做的后果就是我既无法关注孩子的真实需求，也无法重视自己的内心需求。发现这个问题后，我开始慢慢地调整，放宽自己的标准，育儿也变得轻松多了。

现在不管遇到什么事情，我都不会拘泥于"必须这样做"之类的条条框框，而是能够视具体情况灵活应对了。

就拿改善夜啼的方法来说吧，有些孩子习惯早起，这是再正常不过的事情。因此，我会建议父母如果觉得早起很困难，那就使用遮光窗帘，而不一定非要让孩子几点醒。

总之，一边重视顺其自然，一边也要接受做不到这一点的现实。因此，我在和妈妈们交流时，会建议她们去尽量平衡两者。

而且，调整标准之后，我们不仅能关注到外部环境是否合乎自然，同时也能遵从自己的内心。

在育儿这条路上，妈妈不要追求育儿的正确性，而是要按照自己的方式自然地生活。这样育儿才能变成一件无比快乐的事情。反之，一味地勉强自己，妈妈总有一天会身心俱疲，直至崩溃。

"母亲应该为孩子奉献一切，具有献身精神的母亲才是好母亲"的观念在中国、日本、韩国等亚洲国家已经根深蒂固。

把孩子视为自己生活的全部，只知道牺牲自我的育儿方式，在育儿不顺的时候，会将妈妈逼得无路可逃、痛苦不堪。

各位妈妈不妨仔细回想一下，每当遇到育儿难题时，是不是总是自己一个人过于拼命，最后变成了自我牺牲呢？

要知道，现在夜夜啼哭让我们心烦意乱的小婴儿，终有一天会长大并离开我们的庇护。**孩子有孩子的人生，而妈妈也应该有属于自己的人生。**

近年来，我们经常会听到这样一句话："育儿就是育己。"育儿就是在培育孩子的同时，重新审视自己的人生，思考自己应该怎样度过今后的人生，因此育儿也是自我成长的过程。

为了孩子奉献一切，并不是在培育孩子。

我们应该扪心自问："我自己想做的事是什么？""我的内心在渴望什么？"

如果想要拥有属于自己的时间，那就仔细思考一下如何才能制造出属于自己一个人的时间。如果想兼顾工作和家庭，不妨思考一下哪些事情是可以一边照顾孩子一边做的。

妈妈没有必要对优先考虑自己的感受而心存愧疚。**孩子也不希望看到一个压抑自己而脸色暗淡、没有笑容的妈妈，他（她）更希望看到一个做着自己喜欢的事情、开朗快乐、面带笑容的妈妈。**

可能妈妈现在被孩子的夜啼折磨得苦不堪言，会在心中祈祷着只要孩子不再夜啼就万事大吉了。但是，育儿也好，我们自己的人生也好，就算没有孩子的夜啼，也会遇到各种各样的困难和考验。

我希望各位妈妈读过本书之后，不仅可以从中找到改善孩子夜啼的方法，还能以此为契机了解自己，学会爱惜自己，遵从内心，更加轻松愉悦地养育孩子、更加积极乐观地面对生活。

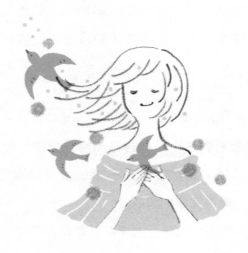

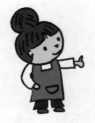

后记

　　我想起女儿夜啼最严重的那段时间里发生的一件事情。有一天，我抱着 8 个月的女儿到附近的超市买东西。结账时收银的阿姨对我说："天气真热，你一个人带孩子很累吧！"

　　听到阿姨这么说，我瞬间泪如雨下，哭个不停。

　　阿姨被突然失声痛哭的我吓了一跳，其实她只是想表达"这么热的天，很辛苦吧"。但正为带孩子而痛苦不堪的我，因为这句不经意间的体贴话而有些控制不住情绪。

　　现在，我在给饱受孩子夜啼折磨的各位妈妈提供咨询时，最强烈的感受就是妈妈们真的很努力。

　　我也希望自己像那位收银阿姨一样，能够在不经意间给努力育儿的妈妈们一点关心和安慰，哪怕只是给予她们一些小小的帮助。

而且，我想在将来建立一个"孩子夜啼门诊"之类的系统，创造一个育儿交流平台，希望孩子的睡眠和育儿相关的问题能够轻松快捷地得到解决。

　　通过我自身的育儿经历和改善孩子夜啼的经验，我强烈地感受到：人遇到了不同的朋友才获得了不断成长的力量。

　　我和女儿的关系在很早的阶段就能得到修复是受益于"mana rainbow 讲堂"的松尾直子老师和一起听讲座的朋友们；广守教练的一句"勇敢地去飞翔"，让我有勇气出版这本书；户塚区地区育儿支援机构"童童之芽"给我这个没有任何经验的人提供开办讲座的宝贵机会，我不胜感激。

　　在博客、电子杂志等互联网平台上，每天都有温暖的邂逅，也让我学到了不少知识。

　　我还要感谢欣然应允担任本书修订的儿科医生神山润先生、为本书做精美设计的设计师井上新八先生、二之宫匡先生，以及插画师佐藤香苗女士和植木美江女士。

　　感谢出版社的谷内志保先生，在本书出版过程中，一直耐心而亲切地给予我各种细致的指导。

　　向相关的各方人士表示衷心的感谢！

最后，我要感谢我的丈夫，感谢他一直守护着、支持着、鼓励着坚持做自己想做的事情的我。老公，遇见你真好！

我想把学习和使命当作礼物送给我亲爱的女儿。我想对她说："妈妈发自内心地爱着你，谢谢你选择我做你的妈妈！"

衷心希望更多的妈妈能够阅读这本书，并有所收获。愿天下所有的妈妈和孩子都能笑口常开！

母婴安睡
记录手册

了解宝宝的生活节奏和成长规律，
让妈妈和宝宝一起轻松睡足 10 小时！

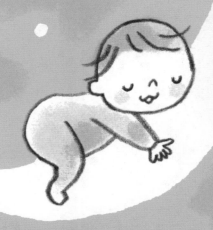

宝宝名字＿＿＿＿＿＿＿

记录时间＿＿＿＿＿＿＿

说明：日文原版没有该手册，此为中文简体字版的出版方原创。

0~5 岁宝宝作息情况 & 喂养标准

0~1 个月

✻ 宝宝作息情况

这一时期，孩子还不能区分白天和黑夜，会频繁地睡睡醒醒。从现在开始就要让孩子习惯"白天明亮热闹、夜晚昏暗安静"的生活环境。

✋ 喂养标准

母乳：孩子想喝奶时就喂。

奶粉：按每 3 小时 80~140ml 的量来喂。

2~4 个月

✻ 宝宝作息情况

这一时期，孩子通过练习逐渐让生物钟适应地球自转周期，同时也容易昼夜颠倒。调整好孩子的生活节奏，通过书中的方法教会孩子适应生物钟吧。

✋ 喂养标准

母乳：母乳喂养开始进入正轨，不要孩子一哭就喂奶，而是等孩子饿了再喂。

奶粉：以一天喂 5~6 次为准。

2~3 个月：一次 140~160ml，每隔 3 小时喂一次。

3~4 个月：一次 180~200ml，每隔 4 小时喂一次。

5~6个月

✸ 宝宝作息情况

这一时期，白天的睡觉时间分为晨睡和午睡两次。夜间喂奶次数开始减少，但如果需要哄睡的孩子就比较麻烦，这一时期容易出现夜啼。

🍼 喂养标准

母乳：孩子刚开始吃辅食时，主要营养还是来自母乳。注意在孩子肚子饿的时候才喂奶。不要增加夜间喂奶的次数。

奶粉：尽管已开始吃辅食，奶量可保持原样。每4小时喂一次奶，每次200ml。

7~8个月

✸ 宝宝作息情况

这一时期孩子对妈妈哄睡的依赖性更强。如果孩子平时的生活非常规律，可还是每天夜啼的话，妈妈就需要考虑一下自己的哄睡方式是否恰当。

🍼 喂养标准

母乳：孩子这个时期的主要营养还是来自母乳。注意在孩子肚子饿的时候才喂奶。不要增加夜间喂奶的次数。

奶粉：开始吃辅食后，有的孩子可能会减少喝奶的量。每4小时喂一次奶，每次200ml。不要增加夜间喂奶的次数。

9~11 个月 ···

❋ 宝宝作息情况

这一时期，孩子白天的活动量和夜间的睡眠密切相关。可以让孩子通过爬行等充分活动身体，调整生活节奏。同时，要逐渐缩短孩子白天睡觉的时间。

✎ 喂养标准

母乳：不再进行夜间喂奶。

奶粉：这一时期，孩子从辅食中摄取的营养越来越多。可以让孩子开始练习用杯子喝奶。

1岁~1岁6个月 ·····································

❋ 宝宝作息情况

这一时期的孩子上午渐渐不再睡觉。晨睡可在1岁3个月左右停止。孩子现在体力更好，妈妈可以让孩子多爬爬走走，充分活动身体。

✎ 喂养标准

母乳：孩子摄取的大部分营养都来自于辅食。可以在这一时期尝试断奶了。

奶粉：可在餐后或点心时间按每天300~400ml奶量，让孩子用杯子喝奶。

点心：点心有牛奶就够了。

1岁7个月~3岁

✱ 宝宝作息情况

这一时期，上午孩子不再睡觉，是容易调整生活节奏的时期。上午还是要让孩子充分活动身体，注意晚上早点睡觉。

🍼 喂养标准

母乳： 如果已经断奶，那就没有必要补充牛奶。要注意饮食的营养均衡。

奶粉： 如果已经断奶，那就没有必要补充牛奶。奶粉喂养的孩子要注意多给他喝水。

点心： 小点心可以补充一日三餐中摄入不足的营养。选择红薯、蒸蛋糕、水果等，但要注意适量，防止孩子摄入过多糖分。尽量不要给孩子喝果汁。

4岁~5岁

✱ 宝宝作息情况

这一时期，孩子基本都上幼儿园了，是容易调整生活节奏的时期。孩子已经显现出清晰的兴趣、爱好，这一时期也容易因为晚上看电视、玩游戏而晚睡，一定要注意。

🍼 喂养标准

点心： 小点心可以补充一日三餐中摄入不足的营养。选择红薯、蒸蛋糕、水果等，但要注意适量，防止孩子摄入过多糖分。尽量不要给孩子喝果汁。

宝宝月龄： 　　　　　　记录日期：

宝宝 睡觉时间_____　　起床时间_____　　夜间醒来次数_____

妈妈 睡觉时间_____　　起床时间_____　　夜间醒来次数_____

在对应时间段完成的项目处打钩"√"

时间段	喂奶	睡眠	小便	大便	喝水	换尿布	辅食	户外活动
7:00~8:00								
8:00~9:00								
9:00~10:00								
10:00~11:00								
11:00~12:00								
12:00~13:00								
13:00~14:00								
14:00~15:00								
15:00~16:00								
16:00~17:00								
17:00~18:00								
18:00~19:00								
19:00~20:00								
20:00~21:00								
21:00~22:00								
22:00~23:00								
23:00~00:00								
00:00~01:00								
01:00~02:00								
02:00~03:00								
03:00~04:00								
04:00~05:00								
05:00~06:00								
06:00~07:00								

妈妈心语 _____
_____

宝宝月龄： 记录日期：

宝宝 睡觉时间_____ 起床时间_____ 夜间醒来次数_____

妈妈 睡觉时间_____ 起床时间_____ 夜间醒来次数_____

在对应时间段完成的项目处打钩"√"

时间段	喂奶	睡眠	小便	大便	喝水	换尿布	辅食	户外活动
7:00~8:00								
8:00~9:00								
9:00~10:00								
10:00~11:00								
11:00~12:00								
12:00~13:00								
13:00~14:00								
14:00~15:00								
15:00~16:00								
16:00~17:00								
17:00~18:00								
18:00~19:00								
19:00~20:00								
20:00~21:00								
21:00~22:00								
22:00~23:00								
23:00~00:00								
00:00~01:00								
01:00~02:00								
02:00~03:00								
03:00~04:00								
04:00~05:00								
05:00~06:00								
06:00~07:00								

妈妈心语

宝宝月龄：　　　　　记录日期：

宝宝 睡觉时间＿＿＿＿＿　起床时间＿＿＿＿＿　夜间醒来次数＿＿＿＿

妈妈 睡觉时间＿＿＿＿＿　起床时间＿＿＿＿＿　夜间醒来次数＿＿＿＿

在对应时间段完成的项目处打钩"√"

时间段	喂奶	睡眠	小便	大便	喝水	换尿布	辅食	户外活动
7:00~8:00								
8:00~9:00								
9:00~10:00								
10:00~11:00								
11:00~12:00								
12:00~13:00								
13:00~14:00								
14:00~15:00								
15:00~16:00								
16:00~17:00								
17:00~18:00								
18:00~19:00								
19:00~20:00								
20:00~21:00								
21:00~22:00								
22:00~23:00								
23:00~00:00								
00:00~01:00								
01:00~02:00								
02:00~03:00								
03:00~04:00								
04:00~05:00								
05:00~06:00								
06:00~07:00								

妈妈心语

宝宝月龄：＿＿＿＿＿＿　　记录日期：＿＿＿＿＿＿

宝宝 睡觉时间＿＿＿＿＿＿　　起床时间＿＿＿＿＿＿　　夜间醒来次数＿＿＿＿＿

妈妈 睡觉时间＿＿＿＿＿＿　　起床时间＿＿＿＿＿＿　　夜间醒来次数＿＿＿＿＿

在对应时间段完成的项目处打钩"√"

时间段	喂奶	睡眠	小便	大便	喝水	换尿布	辅食	户外活动
7:00~8:00								
8:00~9:00								
9:00~10:00								
10:00~11:00								
11:00~12:00								
12:00~13:00								
13:00~14:00								
14:00~15:00								
15:00~16:00								
16:00~17:00								
17:00~18:00								
18:00~19:00								
19:00~20:00								
20:00~21:00								
21:00~22:00								
22:00~23:00								
23:00~00:00								
00:00~01:00								
01:00~02:00								
02:00~03:00								
03:00~04:00								
04:00~05:00								
05:00~06:00								
06:00~07:00								

妈妈心语
＿＿＿＿＿＿＿＿＿＿＿＿＿＿＿＿＿＿＿＿＿＿＿＿＿＿＿＿＿＿＿＿＿＿＿＿＿＿＿
＿＿＿＿＿＿＿＿＿＿＿＿＿＿＿＿＿＿＿＿＿＿＿＿＿＿＿＿＿＿＿＿＿＿＿＿＿＿＿

宝宝月龄：   **记录日期：**

宝宝 睡觉时间_____   起床时间_____   夜间醒来次数_____

妈妈 睡觉时间_____   起床时间_____   夜间醒来次数_____

在对应时间段完成的项目处打钩"√"

时间段	喂奶	睡眠	小便	大便	喝水	换尿布	辅食	户外活动
7:00~8:00								
8:00~9:00								
9:00~10:00								
10:00~11:00								
11:00~12:00								
12:00~13:00								
13:00~14:00								
14:00~15:00								
15:00~16:00								
16:00~17:00								
17:00~18:00								
18:00~19:00								
19:00~20:00								
20:00~21:00								
21:00~22:00								
22:00~23:00								
23:00~00:00								
00:00~01:00								
01:00~02:00								
02:00~03:00								
03:00~04:00								
04:00~05:00								
05:00~06:00								
06:00~07:00								

妈妈心语

宝宝月龄：＿＿＿＿＿＿＿＿＿　　记录日期：＿＿＿＿＿＿＿＿＿

宝宝　睡觉时间＿＿＿＿＿＿　　起床时间＿＿＿＿＿＿　　夜间醒来次数＿＿＿＿

妈妈　睡觉时间＿＿＿＿＿＿　　起床时间＿＿＿＿＿＿　　夜间醒来次数＿＿＿＿

在对应时间段完成的项目处打钩"√"

时间段	喂奶	睡眠	小便	大便	喝水	换尿布	辅食	户外活动
7:00~8:00								
8:00~9:00								
9:00~10:00								
10:00~11:00								
11:00~12:00								
12:00~13:00								
13:00~14:00								
14:00~15:00								
15:00~16:00								
16:00~17:00								
17:00~18:00								
18:00~19:00								
19:00~20:00								
20:00~21:00								
21:00~22:00								
22:00~23:00								
23:00~00:00								
00:00~01:00								
01:00~02:00								
02:00~03:00								
03:00~04:00								
04:00~05:00								
05:00~06:00								
06:00~07:00								

妈妈心语

宝宝月龄：_____　　　记录日期：_____

宝宝　睡觉时间_____　　起床时间_____　　夜间醒来次数_____

妈妈　睡觉时间_____　　起床时间_____　　夜间醒来次数_____

在对应时间段完成的项目处打钩"√"

时间段	喂奶	睡眠	小便	大便	喝水	换尿布	辅食	户外活动
7:00~8:00								
8:00~9:00								
9:00~10:00								
10:00~11:00								
11:00~12:00								
12:00~13:00								
13:00~14:00								
14:00~15:00								
15:00~16:00								
16:00~17:00								
17:00~18:00								
18:00~19:00								
19:00~20:00								
20:00~21:00								
21:00~22:00								
22:00~23:00								
23:00~00:00								
00:00~01:00								
01:00~02:00								
02:00~03:00								
03:00~04:00								
04:00~05:00								
05:00~06:00								
06:00~07:00								

妈妈心语

宝宝月龄：_____ 记录日期：_____

宝宝 睡觉时间_____ 起床时间_____ 夜间醒来次数_____

妈妈 睡觉时间_____ 起床时间_____ 夜间醒来次数_____

在对应时间段完成的项目处打钩"√"

时间段	喂奶	睡眠	小便	大便	喝水	换尿布	辅食	户外活动
7:00~8:00								
8:00~9:00								
9:00~10:00								
10:00~11:00								
11:00~12:00								
12:00~13:00								
13:00~14:00								
14:00~15:00								
15:00~16:00								
16:00~17:00								
17:00~18:00								
18:00~19:00								
19:00~20:00								
20:00~21:00								
21:00~22:00								
22:00~23:00								
23:00~00:00								
00:00~01:00								
01:00~02:00								
02:00~03:00								
03:00~04:00								
04:00~05:00								
05:00~06:00								
06:00~07:00								

妈妈心语
_____
_____

宝宝月龄：_____　　　记录日期：_____

宝宝　睡觉时间_____　　起床时间_____　　夜间醒来次数_____

妈妈　睡觉时间_____　　起床时间_____　　夜间醒来次数_____

在对应时间段完成的项目处打钩"√"

时间段	喂奶	睡眠	小便	大便	喝水	换尿布	辅食	户外活动
7:00~8:00								
8:00~9:00								
9:00~10:00								
10:00~11:00								
11:00~12:00								
12:00~13:00								
13:00~14:00								
14:00~15:00								
15:00~16:00								
16:00~17:00								
17:00~18:00								
18:00~19:00								
19:00~20:00								
20:00~21:00								
21:00~22:00								
22:00~23:00								
23:00~00:00								
00:00~01:00								
01:00~02:00								
02:00~03:00								
03:00~04:00								
04:00~05:00								
05:00~06:00								
06:00~07:00								

妈妈心语
_____
_____

宝宝月龄：　　　　　　记录日期：

宝宝 睡觉时间＿＿＿＿＿　　起床时间＿＿＿＿＿　　夜间醒来次数＿＿＿＿＿

妈妈 睡觉时间＿＿＿＿＿　　起床时间＿＿＿＿＿　　夜间醒来次数＿＿＿＿＿

在对应时间段完成的项目处打钩"√"

时间段	喂奶	睡眠	小便	大便	喝水	换尿布	辅食	户外活动
7:00~8:00								
8:00~9:00								
9:00~10:00								
10:00~11:00								
11:00~12:00								
12:00~13:00								
13:00~14:00								
14:00~15:00								
15:00~16:00								
16:00~17:00								
17:00~18:00								
18:00~19:00								
19:00~20:00								
20:00~21:00								
21:00~22:00								
22:00~23:00								
23:00~00:00								
00:00~01:00								
01:00~02:00								
02:00~03:00								
03:00~04:00								
04:00~05:00								
05:00~06:00								
06:00~07:00								

妈妈心语

宝宝月龄： _____   **记录日期：** _____

宝宝 睡觉时间_____   起床时间_____   夜间醒来次数_____

妈妈 睡觉时间_____   起床时间_____   夜间醒来次数_____

在对应时间段完成的项目处打钩"√"

时间段	喂奶	睡眠	小便	大便	喝水	换尿布	辅食	户外活动
7:00~8:00								
8:00~9:00								
9:00~10:00								
10:00~11:00								
11:00~12:00								
12:00~13:00								
13:00~14:00								
14:00~15:00								
15:00~16:00								
16:00~17:00								
17:00~18:00								
18:00~19:00								
19:00~20:00								
20:00~21:00								
21:00~22:00								
22:00~23:00								
23:00~00:00								
00:00~01:00								
01:00~02:00								
02:00~03:00								
03:00~04:00								
04:00~05:00								
05:00~06:00								
06:00~07:00								

妈妈心语 _____

_____

宝宝月龄：＿＿＿＿＿＿＿＿ 记录日期：＿＿＿＿＿＿＿＿

宝宝 睡觉时间＿＿＿＿＿＿＿ 起床时间＿＿＿＿＿＿＿ 夜间醒来次数＿＿＿＿＿

妈妈 睡觉时间＿＿＿＿＿＿＿ 起床时间＿＿＿＿＿＿＿ 夜间醒来次数＿＿＿＿＿

在对应时间段完成的项目处打钩"√"

时间段	喂奶	睡眠	小便	大便	喝水	换尿布	辅食	户外活动
7:00~8:00								
8:00~9:00								
9:00~10:00								
10:00~11:00								
11:00~12:00								
12:00~13:00								
13:00~14:00								
14:00~15:00								
15:00~16:00								
16:00~17:00								
17:00~18:00								
18:00~19:00								
19:00~20:00								
20:00~21:00								
21:00~22:00								
22:00~23:00								
23:00~00:00								
00:00~01:00								
01:00~02:00								
02:00~03:00								
03:00~04:00								
04:00~05:00								
05:00~06:00								
06:00~07:00								

妈妈心语 ＿＿＿＿＿＿＿＿＿＿＿＿＿＿＿＿＿＿＿＿＿＿＿＿＿＿＿＿＿

＿＿＿＿＿＿＿＿＿＿＿＿＿＿＿＿＿＿＿＿＿＿＿＿＿＿＿＿＿＿＿＿＿＿＿＿＿＿

宝宝月龄：　　　　　　记录日期：

宝宝 睡觉时间_____　　起床时间_____　　夜间醒来次数_____

妈妈 睡觉时间_____　　起床时间_____　　夜间醒来次数_____

在对应时间段完成的项目处打钩"√"

时间段	喂奶	睡眠	小便	大便	喝水	换尿布	辅食	户外活动
7:00~8:00								
8:00~9:00								
9:00~10:00								
10:00~11:00								
11:00~12:00								
12:00~13:00								
13:00~14:00								
14:00~15:00								
15:00~16:00								
16:00~17:00								
17:00~18:00								
18:00~19:00								
19:00~20:00								
20:00~21:00								
21:00~22:00								
22:00~23:00								
23:00~00:00								
00:00~01:00								
01:00~02:00								
02:00~03:00								
03:00~04:00								
04:00~05:00								
05:00~06:00								
06:00~07:00								

妈妈心语
_____

_____

宝宝月龄：　　　　　　记录日期：

宝宝 睡觉时间_____　　　起床时间_____　　　夜间醒来次数_____

妈妈 睡觉时间_____　　　起床时间_____　　　夜间醒来次数_____

在对应时间段完成的项目处打钩"√"

时间段	喂奶	睡眠	小便	大便	喝水	换尿布	辅食	户外活动
7:00~8:00								
8:00~9:00								
9:00~10:00								
10:00~11:00								
11:00~12:00								
12:00~13:00								
13:00~14:00								
14:00~15:00								
15:00~16:00								
16:00~17:00								
17:00~18:00								
18:00~19:00								
19:00~20:00								
20:00~21:00								
21:00~22:00								
22:00~23:00								
23:00~00:00								
00:00~01:00								
01:00~02:00								
02:00~03:00								
03:00~04:00								
04:00~05:00								
05:00~06:00								
06:00~07:00								

妈妈心语
_____
_____

宝宝月龄：　　　　　　记录日期：

宝宝 睡觉时间＿＿＿＿＿　　起床时间＿＿＿＿＿　　夜间醒来次数＿＿＿

妈妈 睡觉时间＿＿＿＿＿　　起床时间＿＿＿＿＿　　夜间醒来次数＿＿＿

在对应时间段完成的项目处打钩"√"

时间段	喂奶	睡眠	小便	大便	喝水	换尿布	辅食	户外活动
7:00~8:00								
8:00~9:00								
9:00~10:00								
10:00~11:00								
11:00~12:00								
12:00~13:00								
13:00~14:00								
14:00~15:00								
15:00~16:00								
16:00~17:00								
17:00~18:00								
18:00~19:00								
19:00~20:00								
20:00~21:00								
21:00~22:00								
22:00~23:00								
23:00~00:00								
00:00~01:00								
01:00~02:00								
02:00~03:00								
03:00~04:00								
04:00~05:00								
05:00~06:00								
06:00~07:00								

妈妈心语

宝宝月龄：　　　　　　**记录日期：**

宝宝 睡觉时间＿＿＿＿＿　起床时间＿＿＿＿＿　夜间醒来次数＿＿＿＿

妈妈 睡觉时间＿＿＿＿＿　起床时间＿＿＿＿＿　夜间醒来次数＿＿＿＿

在对应时间段完成的项目处打钩"√"

时间段	喂奶	睡眠	小便	大便	喝水	换尿布	辅食	户外活动
7:00~8:00								
8:00~9:00								
9:00~10:00								
10:00~11:00								
11:00~12:00								
12:00~13:00								
13:00~14:00								
14:00~15:00								
15:00~16:00								
16:00~17:00								
17:00~18:00								
18:00~19:00								
19:00~20:00								
20:00~21:00								
21:00~22:00								
22:00~23:00								
23:00~00:00								
00:00~01:00								
01:00~02:00								
02:00~03:00								
03:00~04:00								
04:00~05:00								
05:00~06:00								
06:00~07:00								

妈妈心语

宝宝月龄：　　　　　　记录日期：

宝宝　睡觉时间_____　　起床时间_____　　夜间醒来次数_____

妈妈　睡觉时间_____　　起床时间_____　　夜间醒来次数_____

在对应时间段完成的项目处打钩"√"

时间段	喂奶	睡眠	小便	大便	喝水	换尿布	辅食	户外活动
7:00~8:00								
8:00~9:00								
9:00~10:00								
10:00~11:00								
11:00~12:00								
12:00~13:00								
13:00~14:00								
14:00~15:00								
15:00~16:00								
16:00~17:00								
17:00~18:00								
18:00~19:00								
19:00~20:00								
20:00~21:00								
21:00~22:00								
22:00~23:00								
23:00~00:00								
00:00~01:00								
01:00~02:00								
02:00~03:00								
03:00~04:00								
04:00~05:00								
05:00~06:00								
06:00~07:00								

妈妈心语

宝宝月龄：　　　　　　　记录日期：

宝宝　睡觉时间＿＿＿＿＿　起床时间＿＿＿＿＿　夜间醒来次数＿＿＿

妈妈　睡觉时间＿＿＿＿＿　起床时间＿＿＿＿＿　夜间醒来次数＿＿＿

在对应时间段完成的项目处打钩"√"

时间段	喂奶	睡眠	小便	大便	喝水	换尿布	辅食	户外活动
7:00~8:00								
8:00~9:00								
9:00~10:00								
10:00~11:00								
11:00~12:00								
12:00~13:00								
13:00~14:00								
14:00~15:00								
15:00~16:00								
16:00~17:00								
17:00~18:00								
18:00~19:00								
19:00~20:00								
20:00~21:00								
21:00~22:00								
22:00~23:00								
23:00~00:00								
00:00~01:00								
01:00~02:00								
02:00~03:00								
03:00~04:00								
04:00~05:00								
05:00~06:00								
06:00~07:00								

妈妈心语

宝宝月龄：　　　　　　　记录日期：

宝宝 睡觉时间＿＿＿＿＿　起床时间＿＿＿＿＿　夜间醒来次数＿＿＿＿

妈妈 睡觉时间＿＿＿＿＿　起床时间＿＿＿＿＿　夜间醒来次数＿＿＿＿

在对应时间段完成的项目处打钩"√"

时间段	喂奶	睡眠	小便	大便	喝水	换尿布	辅食	户外活动
7:00~8:00								
8:00~9:00								
9:00~10:00								
10:00~11:00								
11:00~12:00								
12:00~13:00								
13:00~14:00								
14:00~15:00								
15:00~16:00								
16:00~17:00								
17:00~18:00								
18:00~19:00								
19:00~20:00								
20:00~21:00								
21:00~22:00								
22:00~23:00								
23:00~00:00								
00:00~01:00								
01:00~02:00								
02:00~03:00								
03:00~04:00								
04:00~05:00								
05:00~06:00								
06:00~07:00								

妈妈心语

宝宝月龄：_____ 　记录日期：_____

宝宝 睡觉时间_____　起床时间_____　夜间醒来次数_____

妈妈 睡觉时间_____　起床时间_____　夜间醒来次数_____

在对应时间段完成的项目处打钩"√"

时间段	喂奶	睡眠	小便	大便	喝水	换尿布	辅食	户外活动
7:00~8:00								
8:00~9:00								
9:00~10:00								
10:00~11:00								
11:00~12:00								
12:00~13:00								
13:00~14:00								
14:00~15:00								
15:00~16:00								
16:00~17:00								
17:00~18:00								
18:00~19:00								
19:00~20:00								
20:00~21:00								
21:00~22:00								
22:00~23:00								
23:00~00:00								
00:00~01:00								
01:00~02:00								
02:00~03:00								
03:00~04:00								
04:00~05:00								
05:00~06:00								
06:00~07:00								

妈妈心语　_____

_____

宝宝月龄：　　　　　　　记录日期：

宝宝　睡觉时间＿＿＿＿＿　　　起床时间＿＿＿＿＿　　　夜间醒来次数＿＿＿＿

妈妈　睡觉时间＿＿＿＿＿　　　起床时间＿＿＿＿＿　　　夜间醒来次数＿＿＿＿

在对应时间段完成的项目处打钩"√"

时间段	喂奶	睡眠	小便	大便	喝水	换尿布	辅食	户外活动
7:00~8:00								
8:00~9:00								
9:00~10:00								
10:00~11:00								
11:00~12:00								
12:00~13:00								
13:00~14:00								
14:00~15:00								
15:00~16:00								
16:00~17:00								
17:00~18:00								
18:00~19:00								
19:00~20:00								
20:00~21:00								
21:00~22:00								
22:00~23:00								
23:00~00:00								
00:00~01:00								
01:00~02:00								
02:00~03:00								
03:00~04:00								
04:00~05:00								
05:00~06:00								
06:00~07:00								

妈妈心语

宝宝 睡觉时间＿＿＿＿＿   起床时间＿＿＿＿＿   夜间醒来次数＿＿＿

妈妈 睡觉时间＿＿＿＿＿   起床时间＿＿＿＿＿   夜间醒来次数＿＿＿

在对应时间段完成的项目处打钩"√"

时间段	喂奶	睡眠	小便	大便	喝水	换尿布	辅食	户外活动
7:00~8:00								
8:00~9:00								
9:00~10:00								
10:00~11:00								
11:00~12:00								
12:00~13:00								
13:00~14:00								
14:00~15:00								
15:00~16:00								
16:00~17:00								
17:00~18:00								
18:00~19:00								
19:00~20:00								
20:00~21:00								
21:00~22:00								
22:00~23:00								
23:00~00:00								
00:00~01:00								
01:00~02:00								
02:00~03:00								
03:00~04:00								
04:00~05:00								
05:00~06:00								
06:00~07:00								

妈妈心语

宝宝月龄： 记录日期：

宝宝 睡觉时间_____ 起床时间_____ 夜间醒来次数_____

妈妈 睡觉时间_____ 起床时间_____ 夜间醒来次数_____

在对应时间段完成的项目处打钩"√"

时间段	喂奶	睡眠	小便	大便	喝水	换尿布	辅食	户外活动
7:00~8:00								
8:00~9:00								
9:00~10:00								
10:00~11:00								
11:00~12:00								
12:00~13:00								
13:00~14:00								
14:00~15:00								
15:00~16:00								
16:00~17:00								
17:00~18:00								
18:00~19:00								
19:00~20:00								
20:00~21:00								
21:00~22:00								
22:00~23:00								
23:00~00:00								
00:00~01:00								
01:00~02:00								
02:00~03:00								
03:00~04:00								
04:00~05:00								
05:00~06:00								
06:00~07:00								

妈妈心语

宝宝月龄：　　　　　　记录日期：

宝宝 睡觉时间＿＿＿＿＿　　起床时间＿＿＿＿＿　　夜间醒来次数＿＿＿＿

妈妈 睡觉时间＿＿＿＿＿　　起床时间＿＿＿＿＿　　夜间醒来次数＿＿＿＿

在对应时间段完成的项目处打钩"√"

时间段	喂奶	睡眠	小便	大便	喝水	换尿布	辅食	户外活动
7:00~8:00								
8:00~9:00								
9:00~10:00								
10:00~11:00								
11:00~12:00								
12:00~13:00								
13:00~14:00								
14:00~15:00								
15:00~16:00								
16:00~17:00								
17:00~18:00								
18:00~19:00								
19:00~20:00								
20:00~21:00								
21:00~22:00								
22:00~23:00								
23:00~00:00								
00:00~01:00								
01:00~02:00								
02:00~03:00								
03:00~04:00								
04:00~05:00								
05:00~06:00								
06:00~07:00								

妈妈心语

宝宝月龄：　　　　　记录日期：

宝宝 睡觉时间_____　起床时间_____　夜间醒来次数_____

妈妈 睡觉时间_____　起床时间_____　夜间醒来次数_____

在对应时间段完成的项目处打钩"√"

时间段	喂奶	睡眠	小便	大便	喝水	换尿布	辅食	户外活动
7:00~8:00								
8:00~9:00								
9:00~10:00								
10:00~11:00								
11:00~12:00								
12:00~13:00								
13:00~14:00								
14:00~15:00								
15:00~16:00								
16:00~17:00								
17:00~18:00								
18:00~19:00								
19:00~20:00								
20:00~21:00								
21:00~22:00								
22:00~23:00								
23:00~00:00								
00:00~01:00								
01:00~02:00								
02:00~03:00								
03:00~04:00								
04:00~05:00								
05:00~06:00								
06:00~07:00								

妈妈心语
_____
_____

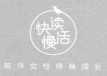

陪 伴 女 性 终 身 成 长